Wenn die Nerven verrückt spielen

Johanniskraut

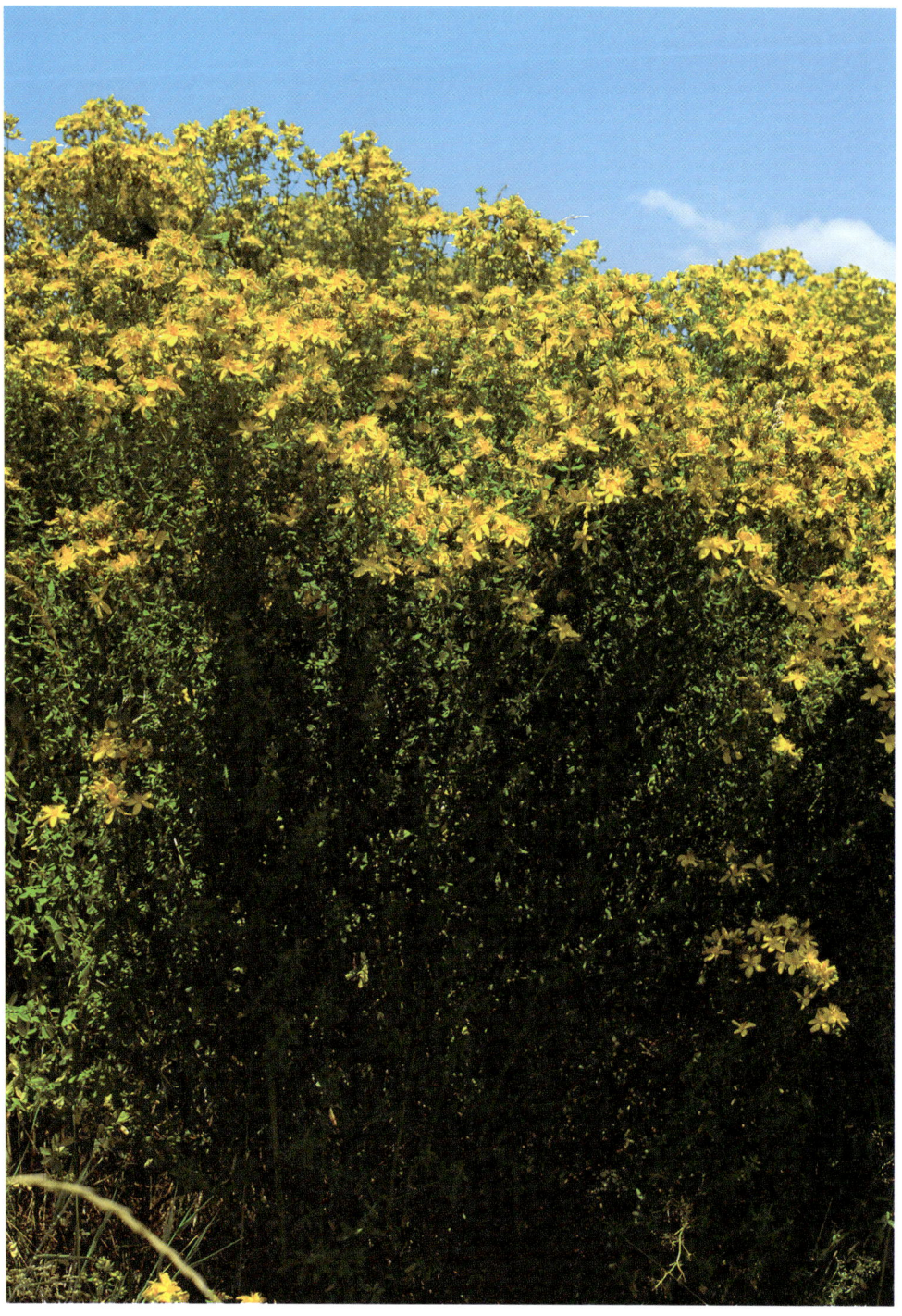

Anita Heßmann-Kosaris

Wenn die Nerven verrückt spielen

Johanniskraut

Sanfte Hilfe bei Depressionen

Mit natürlichen Kräften gegen Nervosität,
Schlaflosigkeit, Erschöpfung

Bewährte Rezepte zur Vorbeugung
und Selbstbehandlung

Praktische Tips für die eigene
Kräuter-Hausapotheke

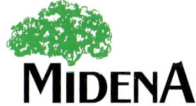

Die Autorin: Anita Heßmann-Kosaris lebt und arbeitet als freie Fachjournalistin, Sachbuchautorin und Heilpraktikerin in der Nähe von Frankfurt/Main. Sie hat zahlreiche Artikel und Bücher zu Gesundheitsthemen geschrieben.

Hinweis: Die Inhalte des vorliegenden Ratgebers sind sorgfältig recherchiert und erarbeitet. Dennoch kann aus rechtlichen Gründen weder von der Autorin noch vom Verlag eine Haftung oder Gewähr übernommen werden.

Die Deutsche Bibliothek – CIP-Einheitsaufnahme

Heßmann-Kosaris, Anita:
Wenn die Nerven verrückt spielen – Johanniskraut : sanfte Hilfe bei Depressionen / Anita Heßmann-Kosaris.
– Augsburg : Midena 1998
ISBN 3-310-00483-X

Midena Verlag, Augsburg
© 1998 Weltbild Verlag GmbH, Augsburg
Alle Rechte vorbehalten

Redaktion: Franz Leipold
Grafiken: Klaus Dursch, Fürth
Fotos: Mauritius/Age S. 56, 102, –/SST S. 59, 119, –/Rosenfeld
    S. 81, –/Poehlmann S. 87, –/Ley S. 91, –/E. Gebhardt S. 109, –/
    Frauke S. 113; Hans Reinhard S. 2, 13, 16, 28, 36, 44, 70, 79,
    98, 106; Dr. Willmar Schwabe S. 33
Umschlaggestaltung: S/L Kommunikation
Umschlagfotos: Hans Reinhard
Satz: satz-studio gmbh, Bäumenheim
Reproduktionen: Mayr Reprotechnik GmbH, Donauwörth
Druck und Bindung: Offizin Andersen Nexö, Leipzig –
    ein Betrieb der INTERDRUCK Graphischer Großbetrieb GmbH

Printed in Germany

ISBN 3-310-00483-X

Inhalt

Vorwort

Johanniskraut – der natürliche Stimmungsaufheller

Kennen Sie auch diese Tage, die man am liebsten aus dem Kalender streichen möchte, an denen einfach alles schief geht? Man hat zu nichts Lust, fühlt sich niedergeschlagen, sieht alles düster, grau in grau. Oder man reagiert ziemlich gereizt, ist gleich auf der Palme, wenn nicht alles nach Plan läuft. Manche Menschen spüren eine unerklärliche innere Unruhe. Andere schlafen schlecht und fühlen sich tagsüber müde und abgeschlagen.

Falls solche Stimmungsschwankungen lediglich von vorübergehender Natur sind, ist das längst noch kein Fall für den Psychiater, Psychotherapeuten oder Neurologen. Und tatsächlich sieht die Welt für viele ja danach auch wieder freundlicher aus.

Wenn die Nerven jedoch häufiger verrückt spielen oder die gedrückte Stimmungslage anhält, kann das bereits der Beginn eines ernstzunehmenden Leidens sein. Nicht selten ist das seelische Ungleichgewicht von körperlichen Erscheinungen wie etwa Herzbeschwerden, Kopf- oder Magenschmerzen überlagert, die obendrein die Leistungsfähigkeit herabsetzen und die Lebensqualität mindern.

Oft sehen die Betroffenen und auch manche Ärzte keine andere Möglichkeit, als die emotionale Stabilität mit Hilfe von schweren pharmazeutischen Geschützen wiederherzustellen, so daß die Betroffenen weiterhin die Anforderungen des Alltags bewältigen und ein »normales« Leben führen können.

Als Preis für die schnelle erste Hilfe müssen jedoch zum Teil gravierende Nebenwirkungen in Kauf genommen werden. Weitaus besser verträglich, so haben jüngste wissenschaftliche Forschungsergebnisse erneut bestätigt, ist eine natürliche Arznei: *Hypericum perforatum,* das »echte Johanniskraut«. Die Inhaltsstoffe der medizinischen Droge helfen sanft und wirksam, das seelische Gleichgewicht wiederherzustellen.

Seit etwa zehn Jahren befassen sich Psychiater, Neurologen und Pharmakologen intensiv mit dem Extrakt der gelbblühenden Pflanze. In Dutzenden von medizinischen Studien kamen die Experten zu dem verblüffenden Ergebnis: Den meisten Menschen ging es nach der Einnahme von Hypericum seelisch und körperlich deutlich besser. Typische Symptome wie Mattigkeit, Mutlosigkeit, innere Unruhe, Kopfschmerzen und Schlafstörungen verschwanden binnen weniger Wochen.

Es hatte sich zudem gezeigt, daß der Pflanzenextrakt so gut wie keine Nebenwirkungen hat. Weitere Vorzüge der Naturarznei: Es besteht nicht die Gefahr der Sucht oder Abhängigkeit. Die Wirkstoffe beeinträchtigen nicht das Reaktionsvermögen. Im Gegenteil: sie steigern die geistige Vitalität, was sich positiv auf die Konzentration, die Aufmerksamkeit und das Kurzzeitgedächtnis auswirkt. Kein Wunder also, daß Johanniskrautpräparate mittlerweile zu den von Ärzten am häufigsten verordneten Stimmungsaufhellern gehören.

Was Naturheilkundler schon immer der Pflanze nachgesagt haben, sollte sich in wissenschaftlichen Studien gleich mehrfach bestätigen. Demnach kann Johanniskraut müde Menschen munter machen, nervöse ruhig, schlaflosen die langersehnte Nachtruhe bringen. Und vor allem: Es vertreibt trübsinnige Gedanken, erhellt das Gemüt und gleicht Stimmungsschwankungen aus.

Daß Johanniskraut einen günstigen Einfluß auf die Psyche ausübt, hatten schon unsere Altvordern erkannt. Vor rund 200 Jahren waren sie davon überzeugt, die »Melancholie« ließe sich mit dem roten Saft der Pflanze vertreiben, der im übrigen noch ganz andere Heilkräfte zugesprochen wurden. Man versuchte mit dem Kraut eine Vielzahl von gesundheitlichen Beschwerden zu behandeln, von Atemnot über Frauenleiden und Magenschmerzen bis hin zum Wurmbefall und dem Zipperlein (der Gicht).

Auch heute gibt es eine Reihe von Krankheiten, die mit Johanniskraut in der einen oder anderen Zubereitung hervorragend zu kurieren sind. Aufgrund der entzündungshemmenden und heilungsfördernden Wirkung ist zum Beispiel das Johanniskrautöl ein bewährtes Wundheilmittel. Es eignet sich hervorragend als Massageöl bei Rheuma, Gicht, Nervenschmerzen und Ischias. Innerlich angewendet kräftigt und beruhigt es das gesamte Nervensystem.

Ob als Öl, Tee, Tinktur, Saft oder Pulver – die Inhaltsstoffe des Johanniskraut entfalten in den verschiedensten Rezepturen ihre heilsamen Kräfte. In diesem Ratgeber lernen Sie, wie einfach es ist, aus dem getüpfelten Kraut eine wirksame und preiswerte Naturarznei selbst herzustellen. Außerdem erfahren Sie, was es – nach neuestem wissenschaftlichem Stand – mit den industriell hergestellten Dragees, Kapseln oder Tropfen auf sich hat – und worauf Sie beim Kauf unbedingt achten sollten.

Dieses Buch soll Sie aber keineswegs davon abhalten, professionelle therapeutische Hilfe in Anspruch zu nehmen, wenn Sie zusätzliche Unterstützung brauchen. Wichtig ist auch: Stimmen Sie die Anwendung von hochdosierten Johanniskrautextrakten mit Ihrer Ärztin oder Ihrem Arzt ab, falls Sie bereits andere Medikamente einnehmen – damit sich die Arzneien sinnvoll ergänzen und Körper und Seele rundum von der Heilkraft des Gute-Laune-Pflänzchens profitieren.

Gründau, im Frühjahr 1998
Anita Heßmann-Kosaris

Johanniskraut –
was ist das für eine Pflanze?

Anspruchslos und heilkräftig

Nur das Echte Johanniskraut *(Hypericum perforatum)* aus der Familie der Hartheugewächse (Guttiferae) wird hierzulande als Arzneipflanze in der Medizin verwendet. Mitunter wird die bis zu einem Meter hohe Pflanze auch als »Gemeines Johanniskraut« oder »Tüpfeljohanniskraut« bezeichnet.

Der häufig verwendete deutsche Name Johanniskraut oder Sonnwendkraut ist mit dem Johannistag verknüpft, da die Pflanze um »Johanni«, dem Tag der Sommersonnenwende am 24. Juni, zu blühen beginnt.

Von den 400 bekannten Johanniskrautarten gilt nur das Echte Johanniskraut als Arzneipflanze.

Ursprünglich ist das lichtliebende Staudengewächs in Europa, Westasien und Nordamerika beheimatet. Mittlerweile aber hat die anspruchslose Pflanze viele neue Standorte gefunden, in Ostasien, Nord- und Südamerika sowie in Australien und Neuseeland.

Von den über vierhundert bekannten Johanniskrautarten gedeihen in Mitteleuropa etwa zehn. Bei uns ist das heilkräftige *Hypericum perforatum* am weitesten verbreitet. Es wächst am liebsten auf trockenen Wiesen, sonnigen Felshängen, Hügeln und Böschungen, an Wald- und Wegesrändern.

Aus einem kurzen, unterirdischen Wurzelstock wachsen zahlreiche bis zu einem Meter hohe Stengel, die an der Basis verholzen und sich im oberen Bereich stark verzweigen. An dieser Flügelung können Sie das echte Johanniskraut womöglich schon von den anderen Arten unterscheiden. Noch eindeutiger ist jedoch dieses Merkmal: Die Stengel haben genau zwei

Längskanten. Das ist bei keiner anderen Johanniskrautart der Fall.

Die ein bis drei Zentimeter langen ovalen Blätter sind mit winzigen durchscheinenden Punkten übersät, die sichtbar werden, wenn Sie ein Blatt gegen das Licht halten.

Auf dieses perforierte Aussehen weist der Namensteil »perforatum« hin. Der lateinisch-griechische Name Hypericum leitet sich von Hyper = über, und eikona = Bild ab. Die alten Griechen und Römer sollen Johanniskraut über ihre Götterdarstellungen gehängt haben, um damit böse Geister fernzuhalten. Mit dem Namen könnte es aber auch eine andere Bewandtnis haben. Nach Ansicht mancher Historiker erhielt ihn die Pflanze, weil es möglich ist, durch ihre Blätter ein Bild zu sehen.

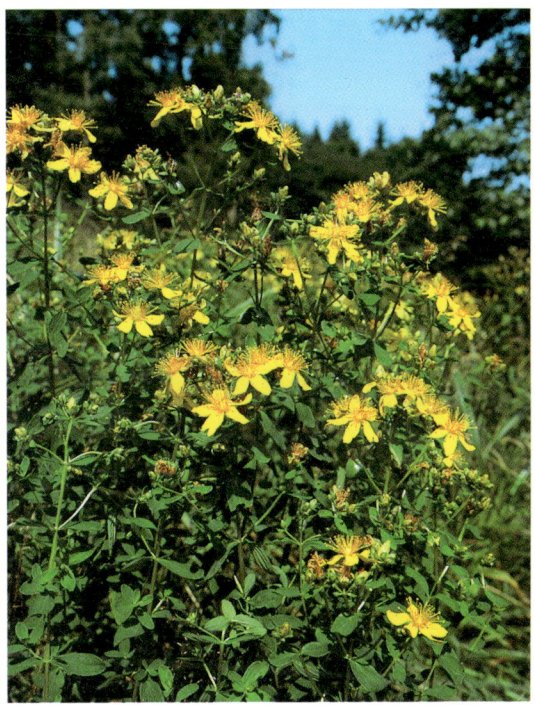

Das echte Johanniskraut (Hypericum perforatum) *findet man häufig an Wald- und Wegrändern.*

Bei den vermeintlichen Löchern handelt es sich um eingelagerte Drüsen, die eine helle Flüssigkeit aus ätherischem Öl und Harz enthalten. Wird die Pflanze zerquetscht, hat sie ein leicht süßes, balsamisches Aroma und einen leicht bitter-harzigen Geschmack.

Johanniskraut blüht von Juni bis September. In dieser Zeit sehen die goldgelben Blüten wie kleine Sonnnenräder aus. Sie besitzen jeweils fünf Blätter, die mit kleinen dunklen Punkten und helleren oder dunkleren Strichen übersät sind. Aus der Mitte der Blüte ragen strahlenförmig viele gelbe Staubfäden heraus. Die Farbe der Pünktchen und die typische Rotfärbung, die beim Reiben der Blütenblätter und Knospen entsteht, stammt von einem der wichtigsten Inhaltsstoffe des Johanniskraut, dem Hypericin. Er steckt übrigens in allen Pflanzenteilen, aber das meiste davon ist in den Staubgefäßen enthalten.

Wenn die fünfstrahligen Blütensterne welken, gehen sie in Braun über. Die oberirdischen Teile der Pflanze sterben im Winter ab. Der weitverzweigte Wurzelstock treibt im Frühjahr neu aus.

Wichtig

> Für medizinische Zwecke wird je nach Zubereitungsverfahren die ganze Pflanze verwendet. Meist werden aber ihre oberirdischen Teile, die Stengel, Blüten und Blätter oder nur die Zweigspitzen, bevorzugt (siehe Kapitel »Die richtige Anwendung«, Seite 47ff.)

Zaubermittel gegen Melancholie und Schwermut

Die durchlöchert aussehenden Blätter und die leuchtend gelben Blüten, aus denen man roten Saft pressen kann, boten unseren Vorfahren reichlich Stoff zur Mythen- und Legendenbildung. Davon zeugen die vielen Namen, mit denen Johanniskraut bedacht wurde: Blutkraut – Christi Himmelsblut – Fieberkraut – Hartheu – Herrgottsblut – Hexenkraut – Jageteufel – Jesuswundenkraut – Johannisblut – Konradskraut – Mannskraft – Tausendlochkraut – Teufelsbanner – Teufelsflucht – Unserer Frauen Bettstroh – Waldhopfenkraut – Walpurgiskraut – Wundblume – Wundkraut.

Im Volksmund ist Johanniskraut unter vielen verschiedenen Namen bekannt.

Die Engländer und Amerikaner nennen es »Saint John's Wort«, die Franzosen »Herbe de millepertuis« oder »Herbe de Saint Jean«, die Italiener »Erba di San Giovanni« oder »Iperico«, die Russen »Zwieroboij« und die Spanier »Hipericon«.

Man schrieb dem Kraut, das nach einer frommen Legende aus dem Blut des enthaupteten Johannes des Täufers entstand, magische Kräfte zu. Mit Hilfe dieses Zaubermittels sollten nicht nur Blitzschlag und Lanzenstiche abgewendet, sondern überhaupt alles Böse ferngehalten werden. Man glaubte, daß man mit Johanniskraut Teufel und böse Geister austreiben könne.

Heute leiten Wissenschaftler daraus ab, daß Johanniskraut schon dereinst als Psychotherapeutikum genutzt wurde.

Denn psychisch Kranke waren nach damaliger Vorstellung von Dämonen besessen, »die den Menschen in Verzweiflung bringen«, wie es Paracelsus, der große Heilkundler des Mittelalters, formulierte. Wer vom Dämon der Melancholie und Schwermut befallen war, dem sollte das Zauberkraut helfen. Allerdings konnten Geschichtsforscher nicht herausfinden, um welche Art von Johanniskraut es sich dabei tatsächlich handelte.

In Kräuterbüchern aus dem 16. und 17. Jahrhundert ist für Johanniskraut fast stets die lateinische Bezeichnung »Fuga daemonum« (Teufelsflucht) zu finden. Der Teufel selbst war es der Legende nach, der im Zorn über die Macht des Krautes gegen böse Geister wie wild mit einer Nadel die Blätter durchstach.

Das Kraut diente in alter Zeit zwar magischen Zwecken, es wurde seit mehr als zweitausend Jahren aber auch als Arzneimittel genutzt. Der römische Gelehrte **Plinius** der Ältere (23 bis 79 n. Chr.) erwähnte die Pflanze in seinem Werk »Historia Naturalis«. Damals wurde Johanniskraut bei Verbrennungen eingesetzt.

Der griechische Arzt **Dioskurides** (erstes Jahrhundert n.Chr.) unterschied bereits vier Johanniskrautarten, die bei fiebrigen Erkrankungen, Blasenbeschwerden und zur Wundbehandlung verwendet wurden.

Die gelehrte Äbtissin **Hildegard von Bingen** (1088 bis 1180) erwähnte das Kraut in ihrer Heilmittellehre, der »Physica«. Sie schätzte es allerdings nicht sonderlich. Die »Hartenauwe« sei lediglich für das Vieh tauglich und nicht für die Medizin, da es »ein verwildertes und vernachlässigtes Kräutlein ist«.

Ganz anders **Paracelsus** (1493 bis 1541). Für den Heilkundler war Johanniskraut ein Universalmittel. Er empfahl die Pflanze »Perforata« zur innerlichen Anwendung »wider die tollen Geisten und Phantasien«. Im Mittelalter beurteilte man die Heilpflanzen nach Aussehen und Farbe. Seinen Zeitgenossen lieferte er eine stimmige Erklärung für die Löcher in den Blättern: »Sie zeigen an, daß dieses Kraut bei allen inneren und äußeren Öffnungen der Haut eine Hilfe ist. Alles, was

Seit mehr als 2000 Jahren dient Johanniskraut als Heilmittel.

durch die Poren ausgetrieben werden soll, kann so geschehen. Die Blüten verwesen in der Form des Blutes. Das ist ein Zeichen, daß sie für Wunden gut sind ... Die Adern auf den Blättern zeigen an, daß Perforata alle Phantasmata im und auch außerhalb des Menschen austreibt ... Dies sind Krankheiten, die den Menschen zwingen, sich selbst zu töten ... Die ganze Pflanze zeigt an, daß sie alle diese Krankheiten im Menschen heilen kann. So ist ihr Saft auch zu stark für die Würmer, darum fliehen sie vor ihm. Die Perforata ist eine Universalmedizin für den ganzen Menschen.«

In der Folge wurde Hypericum nicht nur als Hausmittel bei den unterschiedlichsten körperlichen Beschwerden eingesetzt. Es war zudem in einschlägigen Kräuterbüchern als Beruhigungsmittel für Menschen mit »fürchterlichen melancholischen Gedanken« oder mit »zittriger Unruhe« geführt.

In der Volksheilkunde wurde Johanniskraut gegen eine ganze Anzahl von Beschwerden eingesetzt.

Naturarznei wider allerlei Gebrechen

Die Geschichtsforscher haben überdies noch eine ganze Anzahl von Krankheiten und gesundheitlichen Störungen ausfindig gemacht, bei denen Johanniskrautzubereitungen verwendet wurden. Hier einige der bekanntesten Indikationen der Volksmedizin von A bis Z:

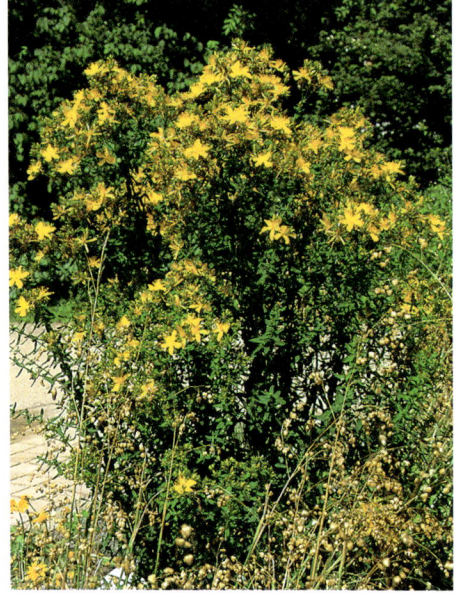

Abtreibungsmittel, Asthma, Appetitlosigkeit, Bettnässen der Kinder, Bleichsucht, Blutarmut, Brandwunden, Bronchialkatarrh, Durchfall, Epilepsie, Fieber, Furunkel, Gallebeschwerden, Gebärmutterkrämpfe, Gelbsucht, Geschwüre, Gesichtsneuralgien, Gicht, Gürtelrose, Hämorrhoiden, Harngrieß, Harnverhalten, Hexenschuß, Hüftweh, Hysterie, Ischiasbeschwerden, Kreuzschmerzen, Leberleiden, Lungenschwindsucht, Magenbeschwerden, Nervenentzündungen- und Schmerzen, Kopfschmerzen, Nervosität, Nierenbeschwerden, Nieren- und Blasen-

steine, Pickel, rheumatische Schmerzen, Prellungen, Schlafwandeln, Seitenstechen, Sonnenbrand, Stichwunden, Verbrennungen, Verrenkungen, Verstauchungen, Wassersucht,
Weichteilrheuma, Wetterfühligkeit und Zipperlein (Gicht).

Indianer schätzten Hypericum mit Stumpf und Stiel

Auch außerhalb Europas wußten die Menschen die gelb-
blühende Pflanze gegen allerlei Unbill zu nutzen. Die nord-
amerikanischen Indianer beispielsweise verwendeten das von
den Einwanderern ins Land gebrachte Johanniskraut offenbar mit Stumpf und Stiel. Der Überlieferung zufolge kauten
die »Rothäute« vom Stamm der Cheerokee die Wurzeln und
verarbeiteten sie zu Brei, als Gegenmittel bei Schlangenbis-
sen. Sie schnüffelten bei Fieber das zerdrückte Kraut mit der
Nase auf oder badeten die Säuglinge in einem Aufguß von
Johanniskraut, damit der Nachwuchs zu Kräften kam. Den
Kranken flößten sie geheimnisvolle Johanniskrauttinkturen
gegen Durchfall und Nasenbluten ein.

Da in den trockenen Steppengebieten nicht nur die Stamm-
pflanze *Hypericum perforatum*, sondern auch einige andere
Mitglieder der Johanniskraut-Familie gedeihen, verarbeiteten
die Medizinmänner so ziemlich alle Hypericum-Arten für
ihre Arzneien.

    Manche Stämme verwendeten getrocknete Wurzeln von
Hypericum ascyron als Mittel gegen Schwindsucht (Tuberkulo-
se) im frühen Stadium. Ein Aufguß von *Hypericum stragalum*
diente den Ureinwohnern in Alabama als Augenbad. Andere
rauchten die pulverisierten Wurzeln mit Tabak in der Pfeife
oder streuten es auf heiße Steine, um die heilsamen Dämpfe
einzuatmen. Das Geheimnis ihrer Johanniskrautrezepturen
gaben die Indianer übrigens erst in neuerer Zeit preis.

Die Indianer Nordamerikas verwendeten auch andere Johanniskraut-arten als Heilmittel.

Warum Johanniskraut (fast) in Vergessenheit geriet

In unseren Breiten hatte die landläufige Vorstellung, daß Johanniskraut fast ein Universalheilmittel ist, dem Ansehen der
Heilpflanze in der Neuzeit eher geschadet. Von der kritischen

Haltung, die Mediziner und Wissenschaftler vor allem im letzten Jahrhundert gegenüber Phytopharmaka einnahmen, war auch das von Mythen und Aberglaube begleitete Johanniskraut nicht verschont geblieben.

In einschlägigen Schriften war es über hundert Jahre lang nicht mehr aufgeführt – oder es wurde von den Autoren als Arznei rundweg abgelehnt. Schließlich gab es neuere und rasch wirksamere Arzneimittel, die von fortschrittlich denkenden Medizinern favorisiert wurden.

Lediglich in der Volksmedizin war das Kraut nicht in Vergessenheit geraten. Bis sich in den 30er Jahren dieses Jahrhunderts auch die Fachleute wieder der Pflanze annahmen. Dabei ging es zunächst um die richtige Herstellung von Johanniskrautöl.

Zu Beginn der 50er Jahre wurde Johanniskraut erstmals gegen mittelschwere Depressionen eingesetzt.

Immerhin: 1941 wird die Pflanze als Herba Hyperici in das Ergänzungsbuch des Deutschen Arzneibuchs (DAB 6) eingetragen. Doch in den darauffolgenden Arzneibüchern sucht man sie vergebens. Zehn Jahre später wird von dem Nervenarzt K.W.O. Daniel bekannt, daß er binnen 12 Jahren nahezu 1800 Patienten mit mittelschweren Depressionen, darunter Jugendliche mit Entwicklungsstörungen sowie Frauen in den Wechseljahren, mit Johanniskrautextrakten erfolgreich behandelt hat. Daniel war übrigens der erste, der sich mit dem Inhaltsstoff Hypericin befaßte.

Fast zur gleichen Zeit, im Jahre 1952, beschreibt ein Wissenschaftler die antibakterielle Wirkung von Hypericumextrakten. Russischen Forschern gelingt es 1971, Hyperforin im Johanniskraut nachzuweisen, das eine starke antibiotische Wirkung hat.

Positive Wirkung »amtlich« bestätigt

Es dauerte dennoch einige Jahre, bis die »Droge« Johanniskraut 1979 in den Deutschen Arzneimittelcodex (DAC) aufgenommen wurde. Eine Kommission des damaligen Bundesgesundheitsamtes bescheinigt erstmals 1984 dem Johanniskraut, daß es bei psychovegetativen Störungen, depressiven Verstimmungszuständen, Angst und/oder nervöser Unruhe zur Anwendung kommen kann.

In die »positive Monographie« der Pflanze nimmt die Kommission aus unabhängigen Fachleuten auch die öligen Hypericumzubereitungen auf, die innerlich bei dyspeptischen Beschwerden (Verdauungsstörungen bei Säuglingen) und äußerlich zur Behandlung und Nachbehandlung von scharfen und stumpfen Verletzungen, Myalgien (Muskelschmerzen) und Verbrennungen ersten Grades zur Anwendung geeignet sind.

Viele der buchstäblich unglaublichen Wirkungen, die der Pflanze einst zugeschrieben wurden, konnten weder rein wissenschaftlich noch erfahrungsmedizinisch bestätigt werden. Dennoch kennt auch die moderne Naturheilkunde neben den von der Kommission E untermauerten Indikationen ein gutes Dutzend von zusätzlichen Anwendungsmöglichkeiten, die auf den Seiten 123ff. beschrieben werden.

KAPITEL 2

Inhaltsstoffe –
die inneren Werte

Als »natürliches Antidepressivum« am besten erforscht

Johanniskraut hat in der Medizin in den letzten Jahren einen enormen Zuspruch gefunden. Annähernd jedes vierte Medikament, das ein Arzt verschreibt, ist heute ein Johanniskrautpräparat. Bei den Mitteln, die Heilkundler gegen Depressionen einsetzen, stehen Johanniskrautpräparate derzeit sogar an der Spitze.

Jedes 4. von einem Arzt verschriebene Medikament ist ein Johanniskrautpräparat.

Während pflanzliche Psychopharmaka in den 70er Jahren oft noch geringschätzig beurteilt oder bestenfalls ergänzend als Beruhigungsmittel (Baldrian beispielsweise) akzeptiert wurden, gehört *Hypericum perforatum* mittlerweile zu den am besten erforschten natürlichen »Antidepressiva«.

Als im Jahre 1984 eine unabhängige Sachverständigenkommission des früheren Bundesgesundheitsamtes die »positive Monographie« für Johanniskraut verabschiedete, konnten sich die Wissenschaftler zwar auf eine Anzahl ärztlicher Erfahrungsberichte, aber nur auf eine einzige kontrollierte klinische Studie stützen. Inzwischen gibt es zahlreiche Anwenderstudien und Ergebnisse von 28 wissenschaftlich anerkannten Studien – mit mehreren tausend Patienten aus Deutschland und Österreich – die allesamt belegen, daß Johanniskraut diese Wirkungen hat:

- Es ist spannungslösend und stimmungsaufhellend.
- Es verbessert die psychovegetativen Begleiterscheinungen wie Kopfschmerzen, Erschöpfung, Schlafstörungen und Herzklopfen.

■ Es stärkt die geistige Leistungsfähigkeit, die Konzentration und die Merkfähigkeit.

Obwohl Johanniskraut aktivierende Eigenschaften hat, wirkt es gleichwohl entspannend und ausgleichend.

Johanniskraut – so wirksam wie chemische Mittel

Bei den Untersuchungen wurde die Wirkung von Johanniskrautextrakten im Vergleich zu gängigen chemischen Antidepressiva und Scheinmedikamenten (Plazebos) kontrolliert.

Beachten Sie

Dabei zeigte sich, daß Johanniskrautextrakt bereits bei einer Mindestdosis von 300 Milligramm pro Tag nach zwei bis vier Wochen die typischen Symptome wie unerklärliche Traurigkeit, Lebensunlust, Angst, Erschöpfung und Unruhe sowie unbegründete Schuldgefühle besserte.

Da Johanniskraut nicht müde macht, wie etwa Baldrian, sondern dazu beiträgt, das physiologische Schlaf-Wach-Gleichgewicht wieder herzustellen, waren Schlafstörungen und Tagesmüdigkeit ebenfalls abgeklungen. Außerdem war bei den Patienten das Kommunikationsbedürfnis erhöht und die Leistungsfähigkeit heraufgesetzt. Das erfreuliche Fazit der Studien war und ist, daß Patienten mit leichten und mittelschweren Depressionen mit *Hypericum perforatum* von ihrem Hausarzt oder ihrem Nervenarzt ambulant behandelt werden können.

Die vorläufige Bilanz aus neueren großangelegten Studien läßt sogar den Schluß zu, daß selbst bei Menschen mit schweren Formen depressiver Leiden künftig hochdosierte Johanniskrautextrakte eingesetzt werden können.

Mitte der 80er Jahre bekamen die depressiven Patienten Extrakte mit einer Tagesdosis von rund 200 mg Gesamtextrakt, inzwischen aber setzen die Therapeuten auf hochdosierte Präparate mit einer Tagesdosis von 900 mg Gesamtextrakt. Bei schweren Depressionen haben die Ärzte in jüngsten Untersuchungen die Dosis sogar auf 1800 mg verdoppelt.

Was es mit dem »Hypericismus« auf sich hat

In den einschlägigen Studien hatte sich nicht nur herausgestellt, daß mit den Extrakten von *Hypericum perforatum* gleich gute Effekte erzielt werden können wie mit den herkömmlichen Antidepressiva. Was die Verträglichkeit der Mittel angeht, schneidet Johanniskraut sogar besser ab.

Im Beipackzettel von Johanniskrautpräparaten müssen die Hersteller zwar vermerken, daß es gelegentlich bei Menschen mit sehr heller Haut zu einer erhöhten Lichtempfindlichkeit («Photosensibilisierung») kommen kann. Die als **Hypericismus** bezeichnete Erscheinung wurde an hellhäutigen Weidetieren, vor allem Schafen und Rindern, beobachtet, die größere Mengen Johanniskraut gefressen hatten. Ihre Haut reagierte mit schweren Entzündungen.

Allgemein gilt

> Bei Menschen, die eine normale therapeutische Dosis von Johanniskrautextrakten einnehmen, sind sonnenbrandähnliche Reaktionen der Haut praktisch nicht zu erwarten.

Die »Lichtkrankheit« ist nur in gezielten Versuchsreihen bei extremer Überdosierung von Hypericin beobachtet worden. Die Inhaltsstoffe, die für diese Wirkung verantwortlich sein sollen, führen andererseits zu einer besseren Lichtausnutzung, was dem Organismus insgesamt zugute kommt.

Der rote Saft hat es in sich

Medizinisch wirksame Inhaltsstoffe sind Hypericin und Hyperforin.

Den Pharmakologen ist es gelungen, etliche Inhaltsstoffe (aber längst noch nicht alle) von *Hypericum perforatum* zu isolieren. Zu den medizinisch wirksamen Stoffen gehört das **Hypericin**, der rote Farbstoff, sowie hypericinähnliche Substanzen, die chemisch zu den Naphthodianthronen gehören. Außerdem Flavonoide wie Quercetin und Quercitrin, Biflavonoide wie Biapigenin, Amentoflavon, Xanthone und nicht zuletzt das antibiotisch wirksame **Hyperforin**, dessen chemische Struktur den bitteren Substanzen im Hopfen (Humolon

und Lupolon) ähnelt. Außerdem enthält Johanniskraut Gerbstoffe, Blütenfarbstoffe, ätherische Öle, Procyanidine und
Phytosterine.

Die wichtigsten Inhaltsstoffe auf einen Blick

- Hypericin (0,1 %)
- Pseudohypericine = hypericinähnliche Stoffe (0,2 %)
- Flavonoide (1,6 %)
  Hauptkomponenten sind Flavonole, Flavonolglycoside
  und Biflavonoide wie Quercetin, Quercitrin, Isoquerci-
  trin, Rutin und Hyperosid.
- Gerbstoffe (10 %)
- Ätherische Öle (0,1 bis 0,35 %)
  Hauptkomponenten sind Pinene, Cineol, Myrcen und
  n-Alkane wie n-Nonan, n-Octal, N-Decanal.
- Antibiotisch wirksame Substanzen (3 %)
  Hauptkomponenten sind Hyperforin, Hyperisin und
  Adhyperforin.

Rätselhafter Wirkmechanismus

Obwohl es mittlerweile viele Studien über die Wirksamkeit
von Johanniskraut als Antidepressivum gibt, konnte der
komplizierte Wirkmechanismus bis heute nicht ganz ent-
schlüsselt werden. Die Wissenschaftler versuchen nach wie
vor herauszufinden, welche pharmakologischen Inhaltsstoffe
der Pflanze die antidepressiven Effekte auslösen und in welcher Weise sie in die körpereigenen Abläufe eingreifen.

Noch vor wenigen Jahren hatten Forscher dem Hypericin als
Hauptwirkstoff die depressionslösende und stimmungsaufhellende Effekte zugeschrieben. In mehreren pharmakologischen Modellen hatten die Experten beim Hypericin und
zwei Flavonoiden biochemische Wirkungen entdeckt, die für
bestimmte antidepressiv wirkende synthetische Medikamente typisch sind. (Von den herkömmlichen Antidepressiva ist
weitgehend bekannt, in welcher Weise sie in die Stoffwech-

selvorgänge im Gehirn eingreifen und über hormonelle Veränderungen die psychische Reaktion entweder stimmungsaufhellend und aktivierend oder dämpfend beeinflussen.)

Hypericin – als MAO-Hemmer aus dem Rennen

Die Fachleute waren lange Zeit davon ausgegangen, daß der Inhaltsstoff Hypericin ein pflanzlicher »MAO-Hemmer« ist. Mit der Abkürzung MAO bezeichnen Mediziner das Enzym Monoaminooxidase. Es sorgt im Gehirn für den Abbau von biochemischen Botenstoffen (Neurotransmittern), die Signale zu den Nerven schicken. Man nimmt an, daß Depressionen entstehen, wenn bei einem Mangel an den beiden Neurotransmittern Noradrenalin und Serotonin die Weiterleitung eines Nervenimpulses von einer Nervenzelle zur nächsten gestört ist. Daher versucht man mit sogenannten MAO-Hemmern den Abbau dieser Substanzen zu blockieren. Die Monoamine reichern sich daraufhin im Gehirn an und können somit eine zentrale antidepressive Wirkung auslösen.

Es gibt bis heute noch keine endgültige Klärung der Frage, welche Inhaltsstoffe für den antidepressiven Effekt des Johanniskrauts verantwörtlich sind.

Nachdem sich aber gezeigt hatte, daß selbst hypericinfreie Zubereitungen eine MAO-hemmende Potenz hatten, war das Erklärungsmodell ins Wanken geraten. Die Forscher nahmen daraufhin andere Wirkstoffe wie die Xanthone und Flavonoide als MAO-Hemmer ins Visier. Einige Experten bezweifeln allerdings, daß eine MAO-Hemmung für die antidepressive Wirkung überhaupt relevant ist.

Viele plausible Erklärungsversuche

In der Fachwelt diskutiert man derzeit noch über weitere Wirkmechanismen, die über eine Hemmung von bestimmten Enzymen wie COMT (Catechol-O-Methyltransferase) oder Dopamin-ß-Hydroxylase in den Neurotransmitterhaushalt eingreifen.

Eine andere Theorie ist, daß Johanniskrautextrakte die Immunregulatioin beeinflussen, indem sie die Ausschüttung eines Hormones (Interleukin 6) hemmen, das bei depressiven Patienten zumeist vermehrt nachweisbar ist. Es spricht auch einiges dafür, daß Hypericum die biologischen Effekte des Lichts ausnutzt, um so antidepressive Wirkungen zu erzielen. Therapeuten nutzen diese Erkenntnis seit einigen Jahren, um Patienten, die unter einer sogenannten Winterdepression leiden, mit einer Kombination von Johanniskrautextrakten und einem speziellen hellen Licht zu behandeln (siehe »Lichtmangel verdunkelt die Stimmung«, Seite 76f.).

Die nachgewiesene Steigerung der nächtlichen Melatoninkonzentration durch Hypericum reicht zur endgültigen Klärung ebenfalls nicht aus. Dieses Hormon wird hauptsächlich von der Zirbeldrüse (Epiphyse) produziert, dem Miniorgan, das am hinteren Rand des Zwischenhirndaches liegt. Die ein Zentimeter große Drüse schüttet Melatonin bei Dunkelheit aus. Bei Tag wird es wieder abgebaut. Dem gerade in jüngster Zeit als »Wunderhormon« gepriesenen Melatonin werden viele positive Effekte zugeschrieben. Es soll nicht nur bei der Steuerung des natürlichen Tag-Nacht-Rhythmus eine Rolle spielen, sondern eine Reihe anderer gesundheitsfördernder und heilsamer Wirkungen haben, insbesondere auf das Herz-Kreislauf-System und als Schutz vor Krebserkrankungen.

Aber man ahnt es schon: Der Gelehrtenstreit geht weiter. Manche Wissenschaftler bezweifeln, ob die gesteigerte Melatonin-Sekretion überhaupt etwas mit der antidepressiven Wirkung zu tun hat.

Ist Hyperforin der eigentliche Hauptwirkstoff?

Indes sind vor allem deutsche Forscher dem **Hyperforin** dicht auf der Spur. Dieser Inhaltsstoff steckt nur in den frischen Blüten des Krautes. Hyperforin ist im Johanniskrautextrakt in noch höherer Konzentration als Hypericin enthalten und ist wohl eine der wichtigsten pharmakologischen Substanzen der Pflanze. In umfangreichen biochemischen Versuchsreihen hatte sich herausgestellt, daß hyperforinhaltige Fraktionen des Extrakts stärkere Hemmwirkungen an Enzymsystemen hervorrufen als hypericinhaltige Auszüge.

Neueste Forschungen sprechen für Hyperforin als medizinisch wirksamsten Inhaltsstoff.

So scheint nach allem, was bislang bekannt ist, zumindest soviel sicher zu sein, daß der noch vor wenigen Jahren vermutete Wirkmechanismus beim Johanniskraut tatsächlich ein anderer sein muß ...

Beachten Sie

Es wirkt das harmonische Ganze!
Die neueste Erkenntnisse lassen zwar den Schluß zu, daß Hypericin und Hyperforin die pharmakologisch aktivsten Substanzen im Johanniskraut sind. Dennoch kann nicht davon ausgegangen werden, daß die Menge eines einzelnen Inhaltsstoffes der Pflanze die Wirkung ausmacht. Zumal die modernen phytopharmazeutischen Forschungen beim Johanniskraut nur bestätigen, was auch für andere Pflanzen gilt: Es sind komplexe Vielstoffgemische, bei denen stets das harmonische Ganze aus Blüten, Blättern und Stengeln seine volle Wirkung entfaltet.

Johanniskraut auf dem Prüfstand

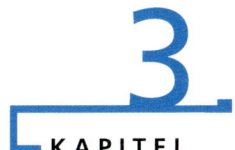

Verschiedene experimentelle Studien haben gezeigt, daß die Pflanzenextrakte von *Hypericum perforatum* neben der antidepressiven Wirkung antientzündliche, antivirale, antibakterielle, insektizide sowie antikanzerogene (krebshemmende) Effekte haben. Damit bestätigen die beobachteten Ergebnisse in etwa das, wovon die Volksheilkunde schon seit langem ausgeht.

Wundheilung

Daß mit Hilfe von Johanniskrautauszügen Wunden besser und schneller abheilen, hat die Schulmedizin inzwischen bereits mehrfach dokumentiert. Zu den ersten wissenschaftlichen Nachweisen gehört eine Studie, die in den Vereinigten Staaten vor rund zwanzig Jahren aktenkundig wurde. Forscher hatten mit einer Mixtur aus 5 g frischen Johanniskrautblüten und 100 g Olivenöl, die sie zehn Tage lang bei Zimmertemperatur »ziehen« ließen, Patienten mit Verbrennungen ersten, zweiten und dritten Grades behandelt. Das verblüffende Ergebnis: Verbrennungen ersten Grades waren nach 48 Stunden abgeheilt; die zweiten und dritten Grades geschädigte Haut heilte dreimal schneller ab als bei Behandlung mit konventionellen Mitteln. Die Johanniskrautzubereitung verhinderte außerdem, daß sich nach Abheilung der Wunden narbenartige Hautgeschwülste (Keloide) bildeten. Die antiphlogistische Wirkung der öligen Zubereitung wird auf den hohen Flavonoidgehalt zurückgeführt.

Johanniskraut fördert – äußerlich und innerlich angewendet – die Heilung schlimmer Wunden und Verbrennungen.

Die wundheilenden Kräfte hat das Johanniskraut jedoch nicht nur, wenn es äußerlich verwendet wird. Das jedenfalls konnten Forscher im Jahre 1991 registrieren, nachdem Patienten mit verletzter Haut eine Johanniskrauttinktur eingenommen hatten. Diese Arznei war in der Studie wesentlich effektiver als eine Salbe aus Ringelblumenextrakt *(Calendula officinalis)*, mit der traditionell schlecht heilende Wunden und Geschwüre äußerlich behandelt werden.

Antibakterielle Wirkung

Zur guten Wundheilung tragen im Johanniskraut offenbar mehrere antibiotisch wirkende Inhaltsstoffe bei, die zum Teil eine beachtliche Potenz haben. Noch sind nicht alle dieser Stoffe isoliert worden. Doch vieles spricht den Untersuchungen zufolge dafür, daß in dem Öl sowie in verschiedenen chemischen Stoffen, die in der Pflanze vorkommen (wie Tannine, Phloroglucinole und Flavonoide), keimtötende Kräfte stecken.

Johanniskrautöl enthält verschiedene keimabtötende Wirkstoffe.

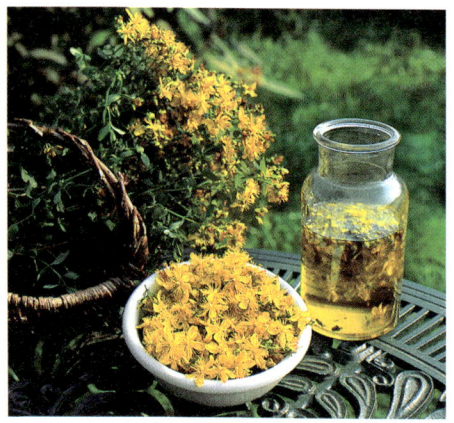

Mit alkoholischen Johanniskrautauszügen konnte gegen pathogene Pilze und grampositive Bakterien zu Felde gezogen werden. Speziell mit den aus der Pflanze isolierten Tanninen und Flavonoiden ließen sich Escherichia-coli-Bakterien inaktivieren. Diese in der menschlichen Darmflora vorkommenden Keime können sich – z. B. bei geschwächtem Immunsystem – stark vermehren, auf andere Organe übergehen und heftige Infektionen auslösen.

Viruskiller

Ein Phänomen jedoch, vor dem die Anwender von Johanniskrautpräparaten im Beipackzettel zumeist gewarnt werden, stellt sich neuerdings als eine ganz wesentliche Erscheinung heraus. Die Rede ist von der Lichtempfindlichkeit, der »Photosensibilisierung«. Wie schon erwähnt, könn(t)en Johanniskrautzubereitungen bei hellhäutigen Menschen sonnenbrandähnliche Reaktionen der Haut hervorrufen, wenn sie sich intensiver Sonnenbestrahlung aussetzen. Diese Reaktion löst das in dem roten Saft der Pflanze enthaltene Hypericin aus, das vom Körper aufgenommen und unter anderem durch die Haut absorbiert wird.

Just dieser Vorgang, der die Hautzellen biochemisch so verändert, daß es für Tiere lebensbedrohend sein kann, könnte für uns Menschen lebensrettend sein. Denn es ist neueren Forschungen zufolge wahrscheinlich, daß zwei Hauptbestandteile von Johanniskraut – Hypericin und Pseudohypericin – über die Photosensibilisierung bestimmte Viren außer Gefecht setzen. So etwa die sogenannten eingekapselten Viren, zu denen Herpesviren vom Typ 1 gehören, sowie die HI-Viren (Human Immunodeficiency Virus), welche die Immunschwächekrankheit Aids hervorrufen.

Die aufregende Entdeckung machten Wissenschaftler von der New York Universität und vom Weizman-Institut in Israel 1988. Seither versuchen die Mediziner herauszufinden, ob Johanniskrautextrakte als Therapeutikum gegen die Symptome der Immunschwächekrankheit Aids eingesetzt werden können. Da Hypericum nur in sehr winzigen Mengen in der Pflanze selbst vorkommt, haben die Wissenschaftler für ihre Versuche ein synthetisch hergestelltes Hypericin eingesetzt, das sie den HIV-positiven Menschen in die Venen spritzen. Durch diese intravenöse Verabreichung konnte die Behandlung mit einer sehr viel größeren Wirkstoffdosis getestet werden, als das mit natürlichen Pflanzenauszügen möglich gewesen wäre. Die gemessen an der üblichen therapeutischen Dosis extrem große Wirkstoffmenge hatte bei den Probanden allerdings zu eben jenen phototoxischen Hautreaktionen geführt, die bei normaler Dosierung nicht zu erwarten sind. Die klinischen Tests wurden daraufhin erst einmal ausgesetzt. Es sollen aber, wie es heißt, noch weitere Untersuchungen folgen. In Deutschland sind übrigens noch keine offiziellen Forschungen zur Wirkung von Johanniskrautextrakten bei HIV-Infektionen im Gange.

In den USA sind die Forscher unterdes dabei, das Hypericin für einen anderen Zweck zu testen: Der Johanniskrautwirk-

Zur Zeit beschäftigen sich viele Wissenschaftler mit der Möglichkeit, Johanniskraut bzw. den Wirkstoff Hypericin gegen verschiedene Viruserkrankungen einzusetzen.

stoff soll dazu beitragen, die Verbreitung von Viren durch Blutkonserven zu verhindern. Für diesen Test wurden Blutkonserven mit Hypericin versetzt und anschließend mit fluoreszierendem Licht bestrahlt. Der Erfolg stellte sich umgehend ein. Bereits nach einer Stunde waren die Viren in der Blutkonserve inaktiviert.

In New York behandeln Mediziner seit 1997 Patienten mit Hypericin, die an der chronischen Leberentzündung Hepatitis C leiden. In einer großangelegten Studie soll außerdem auch erforscht werden, inwieweit synthetisch hergestelltes Hypericin Patienten mit Warzen und anderen durch Viren verursachten Hautkrankheiten (Gürtelrose) eine Linderung bringen kann.

Antikanzerogene Effekte

Die lichtempfindlichen Eigenschaften der gelbblühenden Pflanze machen sich auch Krebsforscher zunutze. Im US-Bundesstaat Dakota überprüften die Experten 1996 in Laboruntersuchungen, wie entartete Zellen auf die Kombination von Hypericin und Lichtbestrahlung reagieren. Bei Hirntumoren (Glioma) konnte der Johanniskrautwirkstoff ein anderes chemotherapeutisches Mittel (Tamoxifen) sogar um rund 15 Prozent übertreffen. Selbst ohne die Lichteinwirkung reagierten die Krebszellen auf den Wirkstoff. Und es sieht danach ganz so aus, daß Patienten mit Hirntumoren nicht mit den hohen Dosen von Hypericin behandelt werden müssen, wie das bei den Tests mit HIV-infizierten Probanden der Fall war, so daß auch nicht mit einer phototoxischen Reaktion zu rechnen ist.

Krebszellen reagieren empfindlich auf die Behandlung mit Hypericin und gleichzeitiger Lichtbestrahlung.

US-Forscher wollen außerdem herausfinden, wie verschiedene Typen von Hautkrebs (z.B. Melanome) auf die Behandlung mit Hypericin und Laserlicht reagieren. In Tierversuchen stellten sie fest, daß die Kombinationstherapie wesentlich effektiver war, als eine Behandlung, bei der den Tieren Hypericin ins Futter gemischt wurde oder sie lediglich mit dem Laser bestrahlt wurden.

Studien über Studien

Neben den antibakteriellen und antiviralen Effekten sind in verschiedenen Testreihen auch die Wirkungen von Johanniskraut auf die Blutzirkulation und die Herzaktion untersucht worden. Andere Studien befassen sich mit dem Einsatz von Johanniskrautöl bei Sportverletzungen sowie bei den unterschiedlichsten Schmerzzuständen.

Mit den neueren Studien scheint sich das zu bestätigen, was Kräuterheilkundler schon seit 2000 Jahren beobachten und behaupten: Johanniskraut hat auf verschiedenen Wegen einen heilenden Einfluß nicht nur auf die Seele, sondern auf den ganzen Körper.

Wichtig

Bei den klinisch-therapeutischen Studien wurden nicht alle, sondern nur bestimmte Hypericum-Präparate untersucht. Die Studienergebnisse lassen sich also nicht so ohne weiteres auf jedes x-beliebige Johanniskrautpräparat übertragen.

KAPITEL 4

Johanniskraut im Einsatz

Die Pflanzenarznei selbst zubereiten oder kaufen?

Wenn die Nerven verrückt spielen und die Psyche stabilisiert werden soll, dann ist Johanniskraut praktisch in jeder Anwendungsform hilfreich. Um die Wirkstoffe in einer gleichbleibenden Qualität zu bekommen, ist es jedoch ratsam, Johanniskraut eine Zeitlang als gleichmäßig zu dosierendes Fertigpräparat einzunehmen – und die Behandlung mit eigenen Zubereitungen aus dem frisch geernteten Kraut zu ergänzen.

Ergänzen Sie Fertigpräparate durch eigene Zubereitungen.

Da Sie *Hypericum perforatum* auch bei vielen anderen gesundheitlichen Störungen therapeutisch nutzen können, sind die verschiedenen Rezepturen für Ihre Hausapotheke allemal eine Bereicherung. Pflanzenarzneien aus Johanniskraut selbst herzustellen ist, wie Sie gleich sehen werden, keine große Sache. Bei den bewährten Rezepturen kommen Sie mit wenigen Hilfsmitteln aus.

So erkennen Sie das echte Johanniskraut

Johanniskraut wächst am liebsten in trockenen Gebieten mit vollem Sonnenlicht. An seinem blaßgrünen Stengel und den leuchtend gelben Blüten können Sie es leicht erkennen. Die Pflanze ist in ihrem Aussehen nahezu unverwechselbar. Manchmal siedelt sich jedoch ein Artverwandter aus der Gattung (*Hypericum maculatum* oder *Hypericum tetrapterum* beispielsweise) in unmittelbarer Nachbarschaft des »echten« Johanniskrautes an. Um die richtige Pflanze davon zu unterscheiden, hilft ein Blick auf die Stengel. Zwei Längskanten hat nur *Hypericum perforatum*. Die anderen Verwandten der Pflanze haben entweder mehrkantige oder runde Stengel.

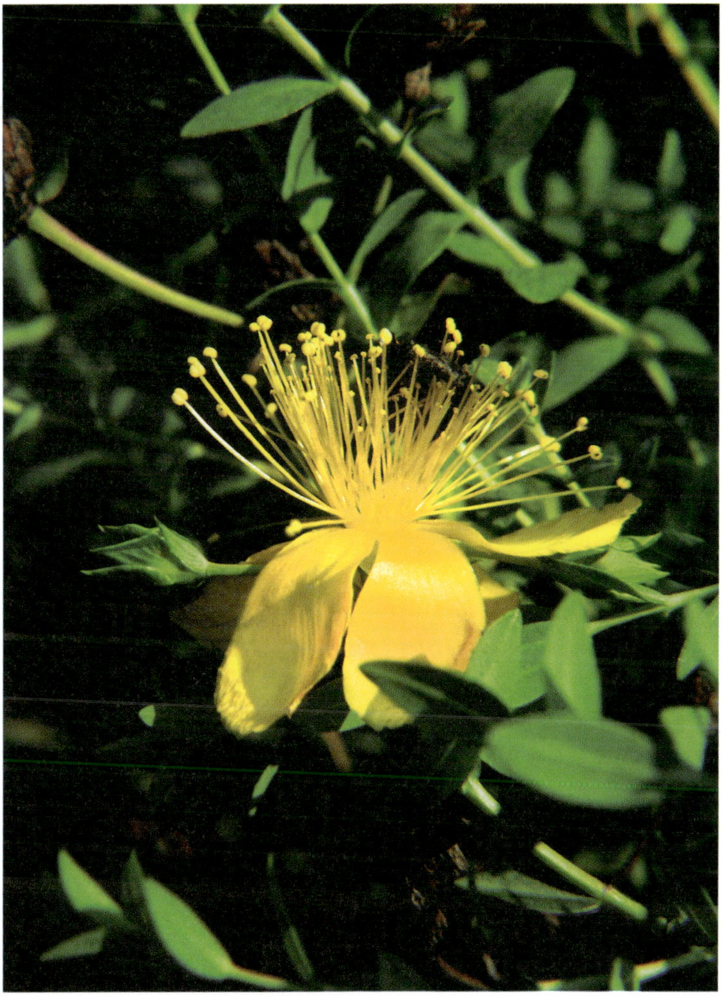

Der Stengel des Echten Johanniskrauts hat zwei Längskanten.

Wichtig

In manchen Büchern wird empfohlen, zur Identifizierung von *Hypericum perforatum* die Blätter der Pflanze mit den Fingern zu reiben, da bei keinem anderen Kraut der Gattung die rote Flüssigkeit austrete. Dem ist aber nicht so. Es gibt durchaus andere Johanniskrautarten, deren Blätter einen roten Saft preisgeben. Dennoch enthalten diese Arten nicht die gleichen wirksamen Inhaltsstoffe wie das Echte Johanniskraut.

Bevorzugen Sie schadstoffarme Sammelplätze

Da *Hypericum perforatum* nicht nur auf der blühenden Wiese, sondern auch an Bahndämmen, Schutthalden und Wegesrändern problemlos gedeiht, sollten Sie Sammelplätze bevorzugen, auf denen Johanniskraut möglichst frei von Auto- und Industrieabgasen wächst. Frisch gedüngte und gespritzte Wiesen und Felder sind ebenfalls keine guten Sammelplätze.

Vorsicht

> Schonen Sie die Natur. Pflücken Sie wildwachsendes Johanniskraut nur, wenn an Ort und Stelle reichlich davon vorhanden ist.

Ziehen Sie Ihr Johanniskraut selbst

Da Johanniskraut sehr anspruchslos ist, läßt es sich im Natur- und Kräutergarten auch von wenig erfahrenen Hobbygärtnern gut anpflanzen. Die mehrjährige Staude entwickelt sich am besten in leichter, durchlässiger und etwas trockener Erde, sie wurzelt aber auch in kalkhaltigen und lehmigen Böden.

Tip

> Wählen Sie im Garten ein Plätzchen aus, an dem die lichtliebende Steppenpflanze täglich mindestens fünf bis sechs Stunden Sonne bekommt.

Am einfachsten ist es, kleine kultivierte Pflänzchen (aus der Staudengärtnerei) im Herbst vor dem ersten oder im Frühjahr nach dem letzten Frost an Ort und Stelle in den Boden zu bringen. Der Abstand zwischen den Pflänzchen sollte 30 bis 40 Zentimeter betragen. Die Aufzucht gelingt natürlich auch mit Samen (aus dem Gartenfachhandel), das ist allerdings etwas zeitaufwendiger. Wenn sich im Juni zu »Johanni« die Knospen der Heilpflanze öffnen, ist das nicht nur ein zusätzlicher dekorativer Schmuck für den Garten, auch die Bienen fliegen auf das goldgelbe Johanniskraut.

Bei Sonnenschein sammeln oder ernten

Sammeln oder ernten Sie das Kraut am besten an einem heißen, sonnigen Tag, wenn das Johanniskraut in voller Blüte steht. Die Hitze versucht, die wesentliche Öle der Pflanze nach oben zu ziehen. Nachts oder an kühlen, wolkenverhangenen Tagen sind weniger Hypericine, Flavone und andere wirksame Stoffe im oberen Teil des Krautes. Manche Naturheilkundler sind davon überzeugt, daß *Hypericum perforatum* in der Phase des zunehmenden Mondes die meisten Wirkkräfte enthält. In alten Kräuterbüchern ist zu lesen, daß Johanniskraut am »Johanni«, dem 24. Juni also, geerntet werden soll, da an diesem Tag die meisten Inhaltsstoffe in der Pflanze stecken. Neueren Analysen zufolge können Sie Johanniskraut aber je nach Wetterlage bis in den September hinein sammeln oder ernten.

Sammeln Sie Johanniskraut an einem heißen, sonnigen Tag zwischen Juni und September.

Gehen Sie behutsam mit der Pflanze um

Benutzen Sie zum Pflücken Handschuhe und Schere. Schneiden Sie beim wildwachsenden Johanniskraut nur den oberirdischen Teil der Pflanze ab. Das richtet am wenigsten Schaden an, und das Kraut kann leichter nachwachsen. Lassen Sie außerdem immer einige Pflanzen aus der Gruppe unversehrt.

Achten Sie darauf, daß Mund, Augen und Gesicht nicht mit dem Kraut in Kontakt kommen. Die winzigen Pflanzenfasern könnten über die Schleimhäute eine Kontaktallergie oder über die Haut eine Art Sonnenbrand hervorrufen.

Richtig trocknen und aufbewahren

Transportieren Sie das Johanniskraut in einem Korb, damit es nicht so stark gedrückt wird. Schützen Sie die Pflanze nach dem Sammeln oder Ernten vor direktem Sonnenlicht.

Lassen Sie das frische Kraut über Nacht in einer offenen Papiertüte ruhen, damit kleine Käfer und andere Tiere das Weite suchen können. Das Papier entzieht der Pflanze etwas Feuchtigkeit, was für die Verarbeitung eher von Vorteil ist.

Um Johanniskraut getrocknet für **Tee** zu verwenden, gibt es drei bewährte Möglichkeiten:

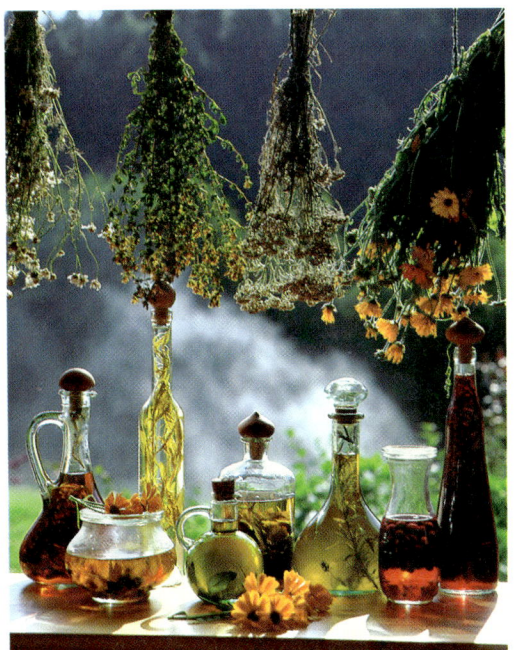

Hängen Sie das Johanniskraut zum Trocknen kopfüber an einem schattigen Platz auf.

- Trocknen Sie es an der Luft, indem Sie das Kraut büschelweise an einem luftigen Ort kopfüber im Schatten aufhängen. Breiten Sie die abgeschnittenen Zweigspitzen zum Trocknen locker auf Papier aus.
- Legen Sie das Johanniskraut in den Backofen und trocknen Sie es bei geringer Wärme so lange, bis sich die Blätter mit den Fingern leicht zerreiben und von den Stielen lösen lassen. (Das kann je nach Menge bis zu 12 Stunden dauern.)
- In Minutenschnelle sind die Kräuter auf diese Weise trocken: Die Blüten und Blätter von den Stielen zupfen, in Küchenpapier locker einwickeln und bei 650 Watt etwa vier Minuten in den Mikrowellenherd legen. Die Stengel werden ebenfalls in Papier eingeschlagen, sie brauchen ein, zwei Minuten länger, bis sie trocken sind.

Zerkleinern Sie das getrocknete Johanniskraut, mischen Sie die abgerebelten Blüten darunter und bewahren Sie es in einer gut verschließbaren Teedose aus Blech, in einem Gefäß aus dunklem Glas oder aus Keramik auf. So hält es sich bis zu sechs Monaten.

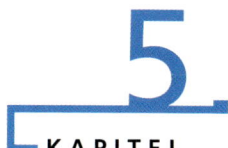

KAPITEL 5

Die besten Hausmittel aus Johanniskraut

Wenn Sie in der Apotheke oder im Kräuterladen bereits fertig getrocknetes Johanniskraut kaufen, bekommen Sie normalerweise eine kleingeschnittene Mischung aus Stengeln, Blüten und Blättern.

Tip

Ob es sich um Bestandteile des Echten Johanniskrautes *(Hypericum perforatum)* handelt, können Sie leicht an den zwei gegenüberliegenden Längsleisten der Stengel erkennen.

Die Mischung ist ideal, wenn sie aus vielen tiefgrünen Blättern und gelben Blüten besteht. Selbst wenn die Pflanzenteile stark zerkleinert sind, sollten der grüne und gelbe Farbton sowie der typische balsamische Geruch von Johanniskraut noch wahrnehmbar sein.

Tee – frisch aufgebrüht wirkt er am besten

Kleinkinder können eine Tasse Tee am Tag trinken, ab dem dritten Lebensjahr sind zwei bis maximal drei Tassen Tee zu empfehlen.

Außer bei leichten Depressionen und nervöser Fehlsteuerung soll Johanniskrauttee auch bei Schlafstörungen günstig wirken. Ein kurzfristiger Erfolg stellt sich vor allem dann ein, wenn Johanniskraut mit verschiedenen Beruhigungs-, Nerven- und Schlaftees, wie Baldrian, Hopfen oder Melisse, kombiniert wird.

So wird's gemacht

- Die einfachste Zubereitung ist, ein bis zwei Teelöffel getrocknetes oder frisches Johanniskraut mit einer Tasse siedendem (aber nicht kochendem) Wasser zu überbrühen.
- Lassen Sie den Tee etwa 10 bis 15 Minuten zugedeckt ziehen, damit die ätherischen Öle nicht verfliegen und die Wirkstoffe genug Zeit haben, sich zu lösen.
- Danach gießen Sie den Tee durch ein Mulltuch oder Teesieb.
- Trinken Sie morgens und am frühen Abend ein bis zwei Tassen Johanniskrauttee in kleinen Schlucken.
- Bereiten Sie Ihren Tee jedesmal frisch zu. Bleibt der Tee zu lange stehen (etwa über fünf Stunden) vermehren sich die Keime im Wasser soweit, daß sie bei empfindlichen Menschen Magen-Darm-Störungen hervorrufen können. (Ein Teelöffel entspricht 1,8 g Droge, eine Tasse 150 Milliliter.)

Beachten Sie

Denken Sie beim Genuß von Johanniskrauttee daran: Die Inhaltsstoffe von *Hypericum perforatum* haben neuesten wissenschaftlichen Erkenntnissen zufolge in erster Linie ausgleichende, aktivierende und stimmungsaufhellende Wirkungen. Johanniskraut ist also kein pflanzlicher Tranquilizer, kein Mittel zur schnellen psychischen Dämpfung oder Beruhigung. Der schlaffördernde Effekt kann sich demnach beim Johanniskrauttee erst **nach regelmäßigem Genuß** einstellen, und zwar im Zuge des allgemein regulierenden Einflusses auf das Nervensystem.

Der Tee wird unter anderem wegen seines hohen Gerbstoffgehaltes zur Herzkräftigung und bei Magenbeschwerden getrunken. Äußerlich können Sie ihn als Badezusatz und für Kompressen zur Behandlung von Wunden, Schnittverletzungen und leichten Verbrennungen verwenden. Den Tee gibt es auch portionsfertig in Filterbeuteln zu kaufen.

Ein paar Tropfen genügen – Johanniskrauttinktur

Für alkoholische Johanniskrautauszüge können Sie getrocknete oder frische Pflanzenteile verwenden. Manche Kräuterexperten bevorzugen ausschließlich getrocknete Blüten, weil sie die größte Wirkstoffmenge enthalten sollen. Da die Blüten besonders empfindlich sind, besteht aber die Gefahr, daß ausgerechnet beim Trocknen die wertvollen Stoffe verloren gehen.

So wird's gemacht

- Für die traditionelle Rezeptur brauchen Sie etwa 20 g frische oder getrocknete Blüten.
- Zerkleinern Sie die Blüten und übergießen Sie sie mit 100 ml 70%igem Alkohol.
- Das Ganze muß 10 Tage lang ziehen.
- Lagern Sie danach die abgefilterte Tinktur in einer dunklen gut verschlossenen Flasche.

Eine moderne Variante:

- Geben Sie eine Handvoll Johanniskraut in ein elektrisches Mixgerät und füllen Sie es mit etwa 1/4 l klarem Schnaps (Wodka oder Doppelkorn) auf.
- Die Mischung wird auf höchster Stufe püriert, anschließend in ein gut verschließbares Gefäß umgefüllt.
- Lassen Sie das Ganze zwei Wochen lang im Kühlschrank stehen (einmal täglich gut schütteln).
- Nach dieser Zeit wird die Masse nur noch abgeseiht, durch einen Kaffeefilter zum Beispiel.
- Der fertige Alkohol-Extrakt wird in eine dunkle Flasche gefüllt – und soll bis zu zwei Jahren haltbar sein.

Während bei der Teezubereitung nur die wasserlöslichen Stoffe aus der Pflanze in das Getränk übergehen, können Sie mit der Tinktur auch die alkohollöslichen Harze und Öle freisetzen.

Anwendung

- Nehmen Sie anfangs 20 bis 30 Tropfen dreimal täglich mit etwas Flüssigkeit ein, reduzieren Sie nach und nach die Dosis auf täglich zwei- bis dreimal 8 bis 10 Tropfen.

Johanniskraut-Alkoholtinkturen nimmt man innerlich bei depressiven Verstimmungen und nervösen Störungen; in der Volksmedizin werden sie eingesetzt, um Magen-Darm-Beschwerden oder Bronchialerkrankungen zu kurieren und um Würmer zu vertreiben. Äußerlich dienen sie zur Desinfizierung von Wunden und zur Behandlung von Hautunreinheiten.

Vorsicht

Geben Sie Kindern die Johanniskrauttinktur nur in Absprache mit dem Arzt. Alkoholkranke sollten die hochprozentige Tinktur überhaupt nicht einnehmen.

Ein Klassiker: Johanniskrautöl

Aus gutem Grund ist Johanniskrautöl mit seinen hervorragenden Eigenschaften der Klassiker unter den Hausmitteln. Es wirkt kühlend, schmerzlindernd, desinfizierend, entzündungshemmend und keimtötend. Sie können das heilsame rote Öl auf verschiedene Arten herstellen.

So wird's gemacht

- Zerkleinern Sie entweder alle oberirdischen Teile des Johanniskrautes oder nur die frischen blühenden Spitzen der Pflanze.
- Geben Sie das Pflanzenmaterial in eine helle Flasche oder ein großes Einmachglas und füllen Sie es randvoll mit kaltgepreßtem Öl (Olivenöl, Erdnußöl, Distelöl).
- Verschließen Sie den Behälter zunächst nur mit einem Mull-Lappen und lassen Sie diese Mischung einige Tage an einem warmen Ort gären.
- Danach wird der Behälter richtig verschlossen und 2–3 Wochen an einen sonnigen Platz gestellt. Die Lichteinwirkung ist wichtig, damit sich das Hypericin aus den Vorstufen der Pseudohypericine bilden kann.
- Wenn das Öl eine rote Farbe angenommen hat, wird die Mischung durch ein Tuch geseiht und das Öl in eine dunkle Glasflasche gefüllt.

Sie können das so gewonnene rote Öl ein weiteres Mal mit frischem Johanniskraut versetzen, um noch mehr Wirkstoffe aus der Pflanze herauszuholen. Diesmal sollte das später geerntete Kraut möglichst viel von den Samenkornkapseln enthalten. In ihnen finden sich viele Stoffe, denen besonders wundheilende Eigenschaften zugeschrieben werden. Nach einigen Wochen ist die neue Ölmischung ebenfalls so weit »gereift«, daß sie abgeseiht werden kann.

Das Johanniskraut wird mit dem Öl in einem elektrischen Mixer zerkleinert, damit es möglichst viel von seinen wertvollen Bestandteilen in das Öl abgibt. Oder man erwärmt das zerkleinerte Johanniskraut zusammen mit dem Öl langsam in einem Wasserbad (nicht kochen). Es muß mindestens drei Stunden lang bei gleicher Hitze ziehen. Danach wird es abgeseiht und das rote Öl zum Aufbewahren in dunkle Flaschen gefüllt.

Wenn es schnell gehen soll

Anwendung

Innerlich: Zur Stärkung von Nerven, Herz und Kreislauf, bei Wetterfühligkeit und Wechseljahresbeschwerden, zum Schutz von Magen und Darm (bei Magen- und Darmschleimhautentzündungen), zur Anregung der Leber- und Gallenfunktion. Einen Teelöffel voll (von nicht zu kaltem) Öl zwei- bis dreimal täglich auf nüchternen Magen morgens und abends einnehmen.

Äußerlich: Zum Einreiben oder für Umschläge und Kompressen bei Verstauchungen, Verspannungen, Prellungen und Krampfadern, außerdem als Wundheilmittel bei Kratzern und Abschürfungen, bei Sonnenbrand und kleinen Brandwunden, Wundliegen von Säuglingen sowie zur lindernden Massage bei Hexenschuß, Ischias-, Glieder- und Muskelschmerzen.

Ferner eignet es sich zur Pflege trockener, aufgesprungener Haut, zur Verfeinerung des Teints sowie zur Behandlung von Hautunreinheiten. Selbst als Badezusatz ist es zu gebrauchen, zusammen mit etwas Neutralseife, damit sich das Öl gut im Wasser verteilt.

Die konzentrierte Kraft: Pulver aus Johanniskraut

Blüten oder Blätter von Johanniskraut zu Pulver zu verarbeiten hat eine lange Tradition. Von den Indianern ist beispielsweise überliefert, daß sie mit Vorliebe die getrockneten Wurzeln der Pflanze pulverisierten. Sie verwendeten das Pulver zu Heilzwecken, indem sie es mit speziellen Nadeln unter die Haut schoben oder es auf heiße Steine streuten, um die Dämpfe einzuatmen. Sie sollen es auch mit Tabak gemischt und in der Pfeife geraucht haben.

Bei uns ist die »hausgemachte« Zubereitung von Johanniskrautpulver kaum noch üblich. Dabei läßt es sich leicht aus den getrockneten Blüten herstellen, wenn man sie mit einem Mörser fein zerreibt.

Es ist nicht sicher, wie viele der heilkräftigen Bestandteile (in erster Linie Quercetin) auf diese Weise erhalten bleiben – und ob sie vom Körper überhaupt vollständig aufgenommen werden. Dennoch ist das reine Pulver eine von der Volksmedizin geschätzte Darreichungsform, auf die besonders bei akutem Bedarf zurückgegriffen wird.

Anwendung

Innerlich bei depressiven Verstimmungen, nervösen Störungen, traditionell bei Magenbeschwerden und gegen Wurmbefall. Zur Stimmungsaufhellung zwei- bis dreimal täglich eine Messerspitze voll Johanniskrautpulver mit etwas Flüssigkeit einnehmen. Das Pulver gibt es übrigens auch als Fertigpräparat in Form von Dragees.

Kaufen statt ernten – Johanniskraut fix und fertig

Die industriell gefertigten Johanniskraut-Zubereitungen – in Form von Tabletten, Dragees, Kapseln, Säften, Ölen oder Tinkturen – haben gegenüber den selbstzubereiteten Hausmitteln den Vorteil, daß sie jederzeit schnell verfügbar sind und die Dosierung überschaubar ist. Das ist gerade zur Therapie von Depressionen ein großes Plus, da der Körper die Wirkstoffe regelmäßig in einer möglichst gleichbleibenden Menge bekommen sollte. Es ist allerdings alles andere als einfach, sich für eines der vielen Mittel zu entscheiden, die derzeit am Markt sind.

Worauf es bei den Präparaten ankommt

Beim Johanniskraut ist es wie bei anderen pflanzlichen Mitteln auch: Die Größe und Anzahl der Kapseln, Dragees oder die Menge des flüssigen Extraktes sagt ebensowenig wie der Preis der Packung etwas darüber aus, wie teuer Sie die tatsächlich enthaltenen Wirkstoffmengen kommen. Um herauszufinden, welches Präparat am kostengünstigsten ist, müßten Sie errechnen, wieviel Dragees, Kapseln oder Tropfen Sie schlucken müssen, um die empfohlene Tagesration von beispielsweise 900 mg Gesamtextrakt zu decken. Bei einem Präparat kommen Sie mit zwei bis drei Kapseln aus, bei einem anderen müssen Sie zehn und mehr Dragees einnehmen. Was auf den ersten Blick preiswerter aussieht, kann sich bei genauerem Hinsehen als das teurere Produkt erweisen.

Berücksichtigen Sie beim Preisvergleich die empfohlene Tagesration und wieviel Sie schlucken müssen, um diese zu erreichen.

Kultivierte Pflanzen haben mehr zu bieten

Doch der Preis ist nicht alles. Die Qualität der Fertigpräparate ist naturgemäß nicht einheitlich. Das fängt schon mit der Güte der verwendeten »Rohstoffe« an. Sie hängt ganz wesentlich davon ab, wie der Boden beschaffen ist, wie die Felder bearbeitet werden (mit Düngemitteln?) und auf welche Weise geerntet wird. Und nicht zuletzt hängt es vom Klima am Standort ab, wieviel Inhaltsstoffe in der Pflanze stecken.

Das bei uns verarbeitete Johanniskraut stammt zum großen Teil aus Wildsammlungen in Polen, Bulgarien, Ungarn, Jugoslawien, Rumänien, Rußland und der Ukraine, außerdem importieren es einige Firmen aus Indien und dem Iran. Der Gehalt an Inhaltsstoffen ist bei diesen unterschiedlichen Standorten natürlichen Schwankungen unterworfen. Allerdings sind einige Hersteller dazu übergegangen, *Hypericum perforatum* aus kontrolliertem Anbau zu beziehen oder die Pflanzen selbst zu kultivieren, um einen besonders hohen Wirkstoffgehalt zu erzielen.

Standort, Pflege und Ernte sind ganz entscheidend für die Qualität der Inhaltsstoffe.

Wirkt das ganze Kraut oder nur Blüten und Blätter?

Schließlich hängt die Qualität der Johanniskrautpräparate ganz wesentlich davon ab, auf welche Weise, wie schnell und mit welchen Mitteln (zum Beispiel bei den Extrakten mit Methanol und Ethanol) die Pflanze verarbeitet wurde.

Da trotz vieler Analysen der chemischen Bestandteile bis heute nicht klar ist, wie und warum Johanniskraut zur Heilung beiträgt, gibt es unter den Pharmazeuten unterschiedliche Auffassungen über die beste Verarbeitung der Pflanze.

Einige sind der Meinung, daß *Hypericum perforatum* nur dann eine wirksame Kraft entfaltet, wenn die entsprechenden Teile der Pflanze, wie etwa die gelben Blüten oder auch Blätter und Wurzeln, zur Herstellung von Tee, Ölen oder Salben verwendet werden. In diesem Fall gewinnt man einige besonders wirksame Inhaltsstoffe wie das Hypericin. Nimmt man hingegen die ganze frisch geerntete Pflanze, bleiben die vielen hundert chemischen Inhaltsstoffe weitgehend unversehrt. Da wir noch nicht genug darüber wissen, wie Johanniskraut die Stimmungslage und den Organismus insgesamt beeinflußt, spricht vieles dafür, das ganze Kraut zu verarbeiten. Das ist nach Ansicht einiger Kräuterheilkundiger ohnehin der einzige Weg, die gesamte »Energie« einer Pflanze einzufangen.

Um die volle Wirkung von Johanniskraut zu erhalten, empfiehlt es sich, sämtliche oberirdischen Teile zu verarbeiten.

Nach dem Deutschen Arzneimittel-Codex (DAC) werden die getrockneten, kurz vor oder während der Blütezeit gesammelten, oberirdischen Teile verwendet. Die Monographie des früheren Bundesgesundheitsamtes stellt auf die während der Blütezeit gesammelten Pflanzen oder getrockneten oberirdischen Teile ab. Manche Pharmazeuten verwenden nur »zur Blütezeit geernteten und anschließend getrockneten Zweig-

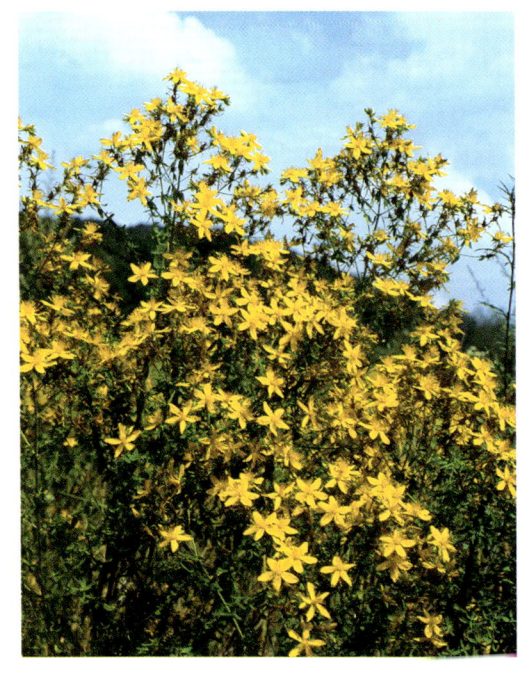

spitzen«. Auch zur Zubereitung von Johannisöl (Oleum Hyperici) nimmt man oft nur die frischen Blüten.

Den Homöopathen schreibt das Arzneibuch vor, die ganze, frische, blühende Pflanze (Hypericum) und die frischen oberirdischen Teile der blühenden Pflanze («Hypericum Rh«) zu verwenden.

Fest oder flüssig – welche Extrakte sind die besten?

Die jeweilige Darreichungsform der Mittel hat einen wesentlichen Einfluß darauf, wie die Inhaltsstoffe im Körper freigesetzt werden und welche Wirkungen daraufhin zu erwarten sind. Ein Dragee mit einem Pulver, das aus der gesamten Pflanze hergestellt wird, enthält die Wirkstoffe in einer anderen Zusammensetzung als ein Flüssigextrakt, in dem bestimmte Wirkstoffe in konzentrierter Form vorhanden sind.

Außerdem ist noch nicht ausreichend erforscht, inwieweit die hinzugefügten Begleitstoffe die Wirkung des Johanniskrautes beeinflussen. Um die Präparate »in Form« zu bringen, verwenden manche Hersteller eine ganze Reihe von Hilfsstoffen wie Cellulose, Dextrin, Gelantine, Gummi arabicum, Lactose, modifizierte Maisstärke, Sojabohnenöl, Schellack, Farbstoffe (zum Beispiel E171 = Titandioxid und E172 = Eisenoxide) und Aromastoffe, um nur einige zu nennen.

Was auf dem Etikett stehen müßte

Da freiverkäufliche Johanniskrautpräparate nicht den gleichen Vorschriften unterliegen wie die Produkte, die als Arzneimittel zugelassen sind, sind die Angaben auf der Verpackung und dem Beipackzettel recht unterschiedlich.

- Wird der Wirkstoff mit »Hypericum perforatum« angegeben, handelt es sich beispielsweise um eine Zubereitung aus dem ganzen Kraut, das zu Pulver in Dragees, zu Saft oder zu Tee verarbeitet wurde.

- Mit »Johanniskraut-Extrakt« bezeichnet man die eingedickten, konzentrierten Auszüge aus der Pflanze, die mit verschiedenen Lösungsmitteln, wäßrigen, alkoholischen oder ätherischen, hergestellt werden.

Bezeichnungen freiverkäuflicher Johanniskrautpräparate

- Beim »Fluidextrakt« wurden die Pflanzenauszüge im Verhältnis 1:1 verarbeitet. Das heißt, ein Teil Flüssigextrakt entspricht einem Teil der luftgetrockneten Droge.
- Beim »Johanniskraut-Trockenextrakt« ist ein flüssiger Extrakt aus der Pflanze durch das Herstellungsverfahren in einen Trockenextrakt verwandelt worden.

Achten Sie beim Kauf darauf, daß das **Droge-Extrakt-Verhältnis** angegeben ist. Es soll bei Johanniskrautpräparaten, die als Arzneimittel zugelassenen sind, neben dem Extraktionsmittel (zum Beispiel Ethanol) genannt werden. Eine Angabe in Klammern, wie z.B. (2,5-5:1) bedeutet, es wurden 2,5 bis 5 Mengeneinheiten der Pflanze benötigt, um einen Teil Extrakt zu gewinnen. 2,5 bis 5 g Pflanzenteile wurde verwendet, um 1 Gramm Extrakt herzustellen.

Wichtig

> Vor wenigen Jahren noch wurden Johanniskrautarzneien auf den Inhaltsstoff Hypericin standardisiert. Da er inzwischen nicht mehr als der Hauptwirkstoff gilt, soll jetzt auf der Verpackung und im Beipackzettel nur noch aufgeführt sein, wie groß die Menge des Gesamtextraktes ist (z.B. »1 Dragee enthält 300 mg Johanniskraut-Trockenextrakt«).

Es kann aber durchaus sein, daß Sie ein Präparat kaufen, auf dem noch die bisher üblichen Angaben stehen, z.B.: 1 Dragee enthält als arzneilich wirksamen Bestandteil 250 mg Johanniskraut-Trockenextrakt (Hyperici herb. Extr. sicc.) standardisiert auf 0,50 Milligramm Gesamthypericin.

Das Hypericin dient aber heutzutage nur noch den Pharmakologen als »Leitsubstanz«. Auf diese Weise sollen die pflanzlichen Mittel nach den gleichen Maßstäben wie synthetische Präparate zu beurteilen sein, denn Hypericin und Pseudohypericin sind bei der Verarbeitung nur schwer freizusetzen und zudem besonders hitzeempfindlich. Sind mindestens 0,2 Prozent Gesamthypericin nachweisbar, so enthält die Zubereitung automatisch andere, besser lösliche Inhaltsstoffe des Johanniskrautes.

Die richtige Anwendung

Dosierungen: wieviel – wann – wie lange?

»Beim Johanniskraut sollte man eher klotzen« rät der Pharmakologe Professor Dr. Walter E. Müller von der Universität Frankfurt. Heute sind die Experten überzeugt, daß bei depressiven Verstimmungen 900 mg Gesamtextrakt und mehr durchaus vertretbar sind. Die Angaben, wieviel Johanniskraut und wie oft die jeweiligen Zubereitungen einzunehmen oder äußerlich anzuwenden sind, stützen sich auf die Ergebnisse von Anwenderstudien. Zur klinischen Dosis-Wirkung-Beziehung gibt es noch zu wenig aussagekräftige Untersuchungen.

Beachten Sie

Wenn Sie Empfehlungen der verschiedenen Fertigpräparate-Hersteller vergleichen, werden Sie feststellen, daß sich auch die Angaben für die einzelne Dosis und die Tagesdosis teilweise erheblich unterscheiden.

Als die Expertenkommission des damaligen Bundesgesundheitsamtes das Johanniskraut mit einer Positivmonographie bedachte, gingen die unabhängigen Fachleute davon aus, daß der Inhaltsstoff Hypericin ein effektiver MAO-Hemmer ist. In Versuchen an Menschen konnte dies in der Folge allerdings nie bewiesen werden. Um die vermuteten Mechanismen auszulösen, müßte die Dosis (siehe auch Seite 23, 24) sehr viel höher sein, als das therapeutisch sinnvoll ist.

Hersteller von neueren Präparaten, die aufgrund von kontrollierten Studien die Dosierung mit beispielsweise 900 mg Johanniskrautextrakt täglich angeben, liegen damit wesentlich höher, als das bei anderen Präparaten noch vor zehn Jahren mit 240 mg der Fall war.

Für Kinder lautet die heutige Empfehlung zwei- bis dreimal täglich 300 mg bei Depressionen – aber auch das sind Erfahrungswerte, es gibt dazu noch keine wissenschaftlich abgesicherten Untersuchungen.

Als Faustregel gilt, von der Erwachsenendosis sollten Kinder unter sechs Jahren ein Viertel bis ein Drittel bekommen, Kinder von sechs bis zwölf Jahren bis zur Hälfte und Jugendliche können die gleiche Dosis wie Erwachsene einnehmen.

Wichtig

Sofern Ihr Therapeut Ihnen nichts anderes geraten hat, dient als Richtschnur für die Einnahme die auf der Packung angegebene Menge.

Dabei werden Sie übrigens feststellen, daß bei Dragees, die das Pulver aus der ganzen Pflanze enthalten, eine drei- bis vierfach größere Menge eingenommen werden muß, als das bei den Johanniskrautextrakten der Fall wäre.

So nehmen Sie Johanniskraut richtig ein

Da Johanniskraut sehr gut vertragen wird und praktisch keine Nebenwirkungen hat, können Sie vom ersten Tag an die »volle Dosis« nehmen und müssen nicht (wie bei synthetischen Antidepressiva) sicherheitshalber einschleichend beginnen.

Es hat sich bewährt, die Tagesdosis auf zwei- bis dreimal zu verteilen.

Am besten ist, Sie nehmen Johanniskraut, in welcher Zubereitung auch immer, zwei- oder dreimal am Tag ein. Probieren Sie selbst aus, welcher Einnahmerhythmus für Ihre Beschwerden am zuträglichsten ist. Es haben sich verschiedene Muster bewährt: Entweder die Tagesdosis über den Tag verteilen oder gleich nach dem Aufstehen beginnen, dann nach gut drei Stunden die zweite Teildosis und nach wiederum drei Stunden die letzte Portion der Tagesdosis einnehmen.

Zwei Teile der Dosis können Sie auch zum Frühstück und den dritten Teil bereits zum Mittagessen einnehmen.

Wenn Sie nicht gut einschlafen oder nicht durchschlafen können, kann es anfangs besser sein, vor dem Zubettgehen einen Baldrianextrakt einzunehmen. Da Johanniskraut keine sedierende, also dämpfende Wirkung hat, sollten Sie es nicht als kurzfristig wirksames Schlafmittel ansehen. Sobald aber nach einigen Tagen die ausgleichende Wirkung des Johanniskrautes insgesamt eingesetzt hat, werden Sie auch problemlos ein- und durchschlafen können (mehr dazu erfahren Sie im Kapitel »Johanniskraut bei Schlafstörungen« Seite 111ff.).

Wer zu Verdauungsproblemen neigt, sollte die Extrakte möglichst zusammen mit etwas Nahrung oder direkt zu den Mahlzeiten einnehmen.

Falls Johanniskrautpräparate vom Arzt zusammen mit einem synthetischen Antidepressivum verordnet wurden, sollten sie in einem zeitlichen Abstand von ein bis zwei Stunden eingenommen werden, rät Professor Gerhart Harrer aus Salzburg – andernfalls könnte es zu einer gegenseitigen Behinderung der Wirkstoffaufnahme in die Blutbahn kommen.

Wenn Sie Johanniskrautöl oder andere Hypericumzubereitungen äußerlich anwenden, ist es ebenfalls ratsam, nicht alles auf einmal, sondern mehrmals am Tag kleinere Portionen auf der Haut zu verteilen und wirken zu lassen.

Keine Bedenken gegen Langzeit-Einnahme

Ganz allgemein gilt: Johanniskraut kann grundsätzlich einige Wochen und Monate eingenommen werden. Doch haben Sie ein wenig Geduld, der Körper braucht seine Zeit, um die heilenden Kräfte der Pflanze zu verarbeiten. Es kann zwei bis vier Wochen dauern, bis sich die volle Wirkung entfaltet und eine Besserung einstellt.

> Johanniskraut kann ohne Bedenken über Wochen und Monate eingenommen werden.

Wenn Sie die Symptome einer leichten bis mittelschweren Depression an sich bemerkt haben, sollten Sie mindestens drei Monate lang Johanniskrautzubereitungen einnehmen, um einen Rückfall zu vermeiden. Da in Hinblick auf etwaige Nebenwirkungen wie Lichtempfindlichkeit Johanniskraut als unbedenklich angesehen und es auch von anderen Arzneimitteln nicht ausmanövriert wird, steht einer Einnahme über Wochen und Monate nichts im Wege.

Wenn Sie nach vier bis sechs Wochen noch keine positive Veränderung bemerkt haben, sollten Sie einen Arzt aufsuchen. Vielleicht kann eine Therapie mit einem anderen, höher dosierten Johanniskrautpräparat, womöglich ergänzt durch weitere pflanzliche Mittel wie Baldrian oder Kava-Kava, die angestrebte Veränderung bringen.

Empfehlung

> Um Depressionen auf Dauer keine Chance zu geben, sollten sicherheitshalber drei Monate lang täglich 900 mg Johanniskrautextrakte eingenommen werden. Sobald Sie feststellen, daß es Ihnen deutlich besser geht, können Sie die Dosis auf zwei Drittel der Anfangsdosis reduzieren.

Psychopharmaka nicht vorzeitig absetzen

Sprechen Sie mit Ihrem Arzt, wenn Sie bereits Psychopharmaka einnehmen und nun auf Johanniskrautzubreitungen umsteigen wollen. Es gibt zwar keine gesicherte Studie, die beschreibt, welches der beste Weg ist, von dem einen Mittel zum anderen zu wechseln. Doch gerade deshalb ist es wichtig, in dieser Phase eine professionelle therapeutische Begleitung zu haben.

Einige Experten empfehlen, die Dosis des Johanniskrautextraktes nach und nach behutsam zu steigern, während das Psychopharmakon mit stimmungsaufhellenden Effekten allmählich ausklingt. Da es an die vier bis sechs Wochen dauern kann, bis *Hypericum perforatum* seine Wirkung entfaltet, sollte das andere Medikament nicht vorzeitig abgesetzt werden.

Achten Sie während der Umstellung auf alle Anzeichen eines Serotonin-Überschusses wie vermehrtes Schwitzen, Unruhe, Verwirrung, Apathie, Zittern oder Muskelzucken. Sollten diese Symptome auftreten, wenden Sie sich umgehend an Ihren Arzt.

Wechselwirkungen mit anderen Mitteln

Falls Sie besonders hellhäutig sind oder zusätzlich Medikamente einnehmen, die eine Photosensitivität hervorrufen (Tetrazykline, Chlorpromazine), sollten Sie sich während dieser Zeit sicherheitshalber nicht auf die Sonnenbank im Solarium legen und sich auch nicht der prallen Sonne aussetzen. Das gilt auch, wenn Sie die Haut mit Johanniskrautöl eingerieben haben.

Unter normalen Bedingungen jedoch brauchen Sie nicht mit irgendwelchen Hautreaktionen zu rechnen. Die bereits im vorigen Kapitel erwähnte Lichtempfindlichkeit ist lediglich bei Versuchsreihen beobachtet worden, bei denen ein Dreißigfaches der therapeutisch sinnvollen Dosis getestet wurde.

Wichtig

Da es über die Anwendung von Hypericum bei Schwangeren und stillenden Müttern keine ausreichenden Erfahrungen gibt, sollten die davon betroffenen Frauen vorsichtshalber die Einnahme von Johanniskrautzubereitungen mit dem Arzt abstimmen.

Fertige Johanniskrautprodukte

Es sind einige Dutzend Johanniskrautpräparate auf dem Markt: Dragees, Kapseln, Flüssigextrakte, Fertigtees und Frischpflanzensäfte. Darüber hinaus gibt es etliche Präparate, bei denen Johanniskraut mit anderen Pflanzen kombiniert wurde. Je nach Zielrichtung sollen diese Kombinationsmittel als Psychopharmaka, Beruhigungs- oder Schlafmittel oder auch als Gallenwegs- oder Lebertherapeutikum wirken. Eine klassische Verbindung zur nervlichen Beruhigung ist beispielsweise Johanniskraut mit Baldrian, ebenso mit Hopfen, Melisse oder Lavendelblüten. Zum Angstlösen wird Johanniskraut mit Kava-Kava gemischt, bei Konzentrationsschwäche mit Ginkgo, und bei Wechseljahresbeschwerden ist die Kombination aus der Traubensilberkerze (Cimicifuga) und Johanniskraut ideal.

Die aktuellen Johanniskraut-Fertigarzneimittel auf einen Blick (Quelle: Gelbe Liste Pharmindex – Phytopharmaka 1998)

Tabletten oder Dragees

Esbericum forte
Felis forte
Helarium Hypericum
Hewepsychon uno
Hyperforat
Hyperimerck
Jarsin 300
Johanniskrautdragees
  Jocapsan
Kira

Kneipp Johanniskraut
  Dragees 300
LomaHypericum
mct Psychodragees N
Neuroplant 300
Remotiv
Rephahyval
Texx 300
Tonizin forte
Viviplus

Kapseln

Aristoforat
Cesradyston
Dysto-Lux
Esbericum
Felis forte
Herbaneurin forte
Hypericaps
Hypericum Phyton
Hypericum Stada
Johanniskraut Arkokaps

Johanniskrautöl-Kapseln
  Jocapsan
Johanniskraut Ratiopharm
Jo Sabona
Jukunda Rotöl Kapseln
Psychotonin 300
Sedovegan Caps
Spilan 425
Turinneurin

Flüssige Extrakte

Cesradyston
Felis Tropfen
Hyperforat
Hypericum Phyton
Johanniskraut Ratiopharm
Jo Sabona

Neurovegetalin
Psychotonin M
Spreewälder Pflanzenextrakt
  Johanniskraut
Tonizin

Tees

Kneipp Johanniskraut-Tee

Öle

Jukunda Rotöl

Preßsaft

Florabio

Kneipp Johanniskraut
  Pflanzensaft N

Außerdem gibt es noch eine Vielzahl weiterer Johanniskraut-präparate in Supermärkten und Naturkostläden, die keine Arzneimittel im engen Sinn sind.

Johanniskrautpulver richtig dosieren
Beim Pulver aus Johanniskraut liegt die empfohlene Tagesdosis zur Behandlung depressiver Verstimmungen bei 3600 Milligramm.

Ob Dragees oder Kapseln das Pulver aus dem ganzen Kraut enthalten, erkennen Sie an dem Vermerk auf dem Beipackzettel:
- Wirkstoff: Hypericum perforatum oder
- Wirkstoff: Johanniskraut.
Bei den konzentrierten Johanniskrautextrakten lautet der Hinweis:
- Wirkstoff: Johanniskraut-Trockenextrakt
Hier ist die mengenmäßige Tagesdosis geringer, sie liegt bei 300 bis 900 Milligramm.

Homöopathische Zubereitungen

Johanniskraut wird als Homöopathikum bei Schläfrigkeit und Depressionen eingesetzt, außerdem zur Behandlung von verschiedenen Schmerzzuständen, Verletzungen des peripheren oder zentralen Nervensystems, einschießenden Schmerzen, die an der Wirbelsäule entlang noch oben ziehen, bei Finger- und Zehenquetschungen, durch Splitter oder Bisse verursachten Wunden, bei blutenden Hämorrhoiden und bei Frauen, wenn die Monatsblutung zu spät einsetzt und von Kopfschmerzen begleitet ist. Im übrigen richtet sich die Anwendung nach dem homöopathischen Arzneimittelbild.

Homöopathische Darreichungsformen sind entweder die Urtinktur, flüssige Verdünnungen, Streukügelchen (Globuli), Verreibungen, Tabletten, Verdünnungen zur Injektion und Salben.

Eine Selbstbehandlung ist immer dann sinnvoll, wenn die theoretischen Grundlagen der Homöopathie bekannt sind.

Es gibt eine Reihe homöopathischer Mittel aus Johanniskraut, die bei verschiedensten Beschwerden zur Anwendung kommen.

Selbst erfahrene Homöopathen müssen für Detailinformationen auf einschlägige Schriften (Repertorien) zurückgreifen. Da es bei der Anwendung zu einer »Erstreaktion« (Erstverschlimmerung) kommen kann, die zeigt, daß Ihr Organismus auf das Mittel anspricht, sollten Sie die Einnahme von Hypericum gerade auch im Hinblick auf die richtige Dosierung mit einem homöopathisch arbeitenden Arzt oder Heilpraktiker abstimmen.

Kalifornische Blütenessenzen

Johanniskraut gehört (unter dem Namen St. John's Wort) auch zu den »kalifornischen Blütenessenzen«. Sie werden seit den 70er Jahren wie die klassischen 38 Bach-Blütenessenzen nach der Methode des englischen Arztes und Forschers Dr. Edward Bach hergestellt. St. John's Wort ist eine der sogenannten »Schutzblüten«, die helfen soll, mit zunehmender Sensibilität oder Überempfindlichkeit, aber auch mit extrem belastenden Umweltbedingungen klar zu kommen.

Normalerweise werden vier mal vier Tropfen aus der Einnahmeflasche eingenommen und vor dem Runterschlucken einen Moment im Mund belassen.

Beachten Sie

- Wenn Sie selbst hergestellte oder fertige Zubereitungen verwenden, die aus dem ganzen Kraut gewonnen wurden, profitiert nicht nur Ihre Seele, sondern der ganze Körper von der erstaunlichen Heilkraft des Johanniskrautes.
- Es handelt sich bei den Johanniskrautextrakten um Monoextrakte: Das sind Gemische vieler einzelner Substanzen aus dem Johanniskraut, von denen noch nicht alle identifiziert sind und von denen nicht bekannt ist, in welcher Menge sie in dem jeweiligen Präparat vorhanden sind. Lediglich vom Hypericin ist sicher, daß es in einem Fertigpräparat enthalten ist. Daher dient dieser Wirkstoff bei den meisten Johanniskrautpräparaten auch als Leitsubstanz.

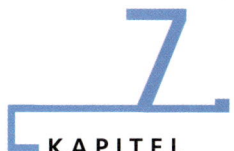

Johanniskraut als Stimmungsaufheller

Von den Heilkräften des Johanniskrauts kann praktisch jeder profitieren, der nervlich stark belastet ist und ganz allgemein sein Befinden positiv beeinflussen will. Als pflanzliches Antidepressivum ist es aber ganz besonders für Menschen geeignet, deren seelisches Gleichgewicht aus der Balance geraten ist. Und das kann jedem von uns passieren. Erhebungen zufolge hat jeder dritte Bundesbürger einmal im Leben eine psychische Erkrankung durchgemacht oder leidet noch daran. Nach einer Studie der Weltgesundheitsorganisation (WHO) leiden 18 Prozent aller Menschen einmal im Leben an irgendeiner Form der Depression.

Die vielen Gesichter der Depression

Der Begriff »Depression« kommt aus dem Lateinischen (deprimere = herunterdrücken, unterdrücken) und steht keineswegs für ein einheitliches Krankheitsbild. Die Depression umfaßt vielmehr die unterschiedlichsten Befindlichkeitsstörungen wie Niedergeschlagenheit, Lustlosigkeit, Ängstlichkeit, Aufmerksamkeits- und Konzentrationsschwäche oder innere Leere sowie Unruhe und Schlafstörungen. Auch Schuldgefühle, Resignation und nicht zuletzt Selbstmordgedanken sind für Depressionen charakteristisch.

Wer unter solchen Symptomen leidet, fühlt sich oft auch körperlich beeinträchtigt. Erschöpfung, Kopfschmerzen, Appetitlosigkeit, Druckgefühl in der Brust oder im Magen sowie verstärktes Schwitzen sind nur einige der Beschwerden, die mit einer Depression einhergehen können.

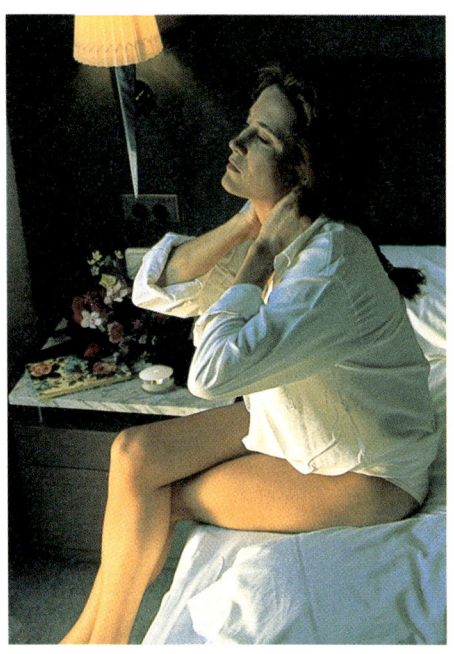

Depressive Verstimmung oder Depression?

Fachsprachlich unterscheidet man übrigens zwischen »depressiven Verstimmungen« und den »echten« Depressionen. Medizinisch gesehen ist das durchaus nicht dasselbe, obwohl die Grenzlinie zwischen den Begriffen nicht so scharf zu ziehen ist. Charakteristisch für depressive Verstimmungen ist, daß die seelische Schieflage nur vorübergehender Natur ist. Man kann sie selbst – mit Hilfe von Johanniskrautextrakten – wieder in den Griff bekommen.

Bei einer echten Depression hingegen fühlen sich die Betroffenen anhaltend lustlos und niedergeschlagen und sehen oft keinen Weg, sich selbst aufzurichten.

Die Depression umfaßt eine Vielzahl verschiedener Befindlichkeitsstörungen, wie Niedergeschlagenheit, Unruhe und innere Leere.

Ärzte teilen die echte Depression in drei Schweregrade ein:

Bei der **leichten** Form haben die Betroffenen zwar Schwierigkeiten im Umgang mit ihren Mitmenschen, aber sie können ihre Arbeit, wenn auch nur mit Mühe, noch ausführen.

Als **mittelschwer** stufen sie eine Depression ein, wenn die Patienten ihren Aufgaben nicht mehr gewachsen sind, sich aber noch selbst versorgen können.

Bei der **schweren** Form der Depression können sich die Patienten nicht mehr selbst helfen und müssen stationär behandelt werden.

Übrigens: Die Zahl der Menschen, die an einer schweren Depression (»Major-Depression«) leiden, verdoppelt sich laut einer amerikanischen Studie weltweit alle zehn Jahre.

Wenn Depressionen sich verstecken

Oft ist es einfacher, schwere Depression zu erkennen und zu diagnostizieren, als leichte bis mittelgradige depressive Episoden, die von körperlichen Symptomen überlagert sein können. Mediziner sprechen von einer »larvierten Depression«, wenn den Betroffenen selbst überhaupt nicht bewußt ist, daß sich hinter ihren Befindlichkeitsstörungen, wie Kopfschmerzen, Antriebslosigkeit und Schlafstörungen oder körperlichen Symptomen wie Herzbeschwerden oder Schmerzen in den Armen oder Beinen, tatsächlich eine Depression verbirgt. Häufig bemerken aber selbst die behandelnden Ärzte nicht, wenn sich eine »affektive Störung« auf diese Weise maskiert hat.

Einer WHO-Untersuchung zufolge sind Depressionen und Ängste zwar die häufigsten psychischen Erkrankungen, mit denen die Patienten eine Allgemeinarztpraxis aufsuchen. Doch die Hausärzte diagnostizieren die seelische Störung nur bei jedem zweiten Patienten.

Häufig sind Depressionen nur schwer zu erkennen, da sie sich hinter körperlichen Befindlichkeitsstörungen verstecken.

Mitunter ist es sogar für einen psychotherapeutisch ausgebildeten Arzt nicht einfach, festzustellen, ob die geschilderten Stimmungsschwankungen noch eine normale Reaktion auf ein bestimmtes Geschehen oder bereits »pathologisch« sind. Schließlich gehören Traurigkeit, Niedergeschlagenheit und Angst zum normalen Gefühlsspektrum des Menschen. Und körperliche Symptome können eben auch bei normalen Gefühlen auftreten. Daß einem Menschen, der sich bedroht fühlt, der Schweiß ausbricht oder das Herz bis zum Hals schlägt, ist ganz natürlich.

Erschwerend kommt hinzu, daß die »typischen« Symptome von Mensch zu Mensch verschieden sind. Während der eine am liebsten nur noch schlafen möchte, keinen Appetit hat und insgesamt gedämpft erscheint, ist der andere ruhelos, ständig hungrig und findet keinen rechten Schlaf. Überdies machen Menschen, die an einer larvierten Depression leiden, nicht unbedingt einen niedergeschlagenen und traurigen Eindruck. Sie suchen in erster Linie wegen organischer Probleme den Therapeuten auf. Ähnlich verhält es sich mit den Depressionen bei älteren Menschen, die oft verschiedene Medikamente einnehmen, deren Neben- oder Wechselwirkungen entweder depressive Verstimmungen herbeiführen oder aber überlagern können.

Symptome der Depression

Verstimmung	Schlafstörungen
Unfähigkeit zur Freude	Appetitmangel und
Entschlußunfähigkeit	Gewichtsverlust
Mattigkeit	Hoffnungslosigkeit
Angst	Schuldgefühle
Innere Leere	Selbstmordgedanken und
Konzentrationsschwäche	Todeswünsche

Körperliche Symptome, die auf eine Depression hinweisen können

Häufige und immer wieder- kehrende Kopfschmerzen	Blähungen
	Übelkeit
Druckgefühl oder brennen- de Empfindungen in der Kopfregion	Erbrechen
	Verstopfung oder Durchfall
	Schweißausbrüche
Gesichtsschmerzen	Schwindelgefühle
Schmerzen im Bereich der Lendenwirbelsäule, im Hals-Schulter-Armbereich und in der Brustregion	Rasche Ermüdbarkeit
	Unterleibsbeschwerden
	Darmkrämpfe
	Vermehrter Harndrang
Herzbeschwerden mit bren- nenden Empfindungen und Druckgefühl (Pseudo- angina)	Sexualstörungen
	Ohrensausen
	Augenflimmern
	Taube oder zittrige Hände und/oder Füße
Herzjagen (Tachykardie)	Juckreiz
Mundtrockenheit	Ständiges Frieren
Schluckbeschwerden mit Kloßgefühl im Hals	Hörstörungen
Muskelschwäche	Augenflimmern
Magenschmerzen	Haarverlust

Damit es für die Ärzte einfacher ist, die verschiedenen Gesichter der Depression zu erkennen und zu diagnostizieren, gibt es als Orientierungshilfe seit neuestem eine internationale Klassifikation (ICD10 = International Classifikation of Diseases«), die diese Kriterien für eine depressive Episode festlegt:

Internationale Kriterien für eine depressive Episode

Hauptkriterien
1. Depressive Verstimmung
2. Verlust von Interesse oder Freude
3. Erhöhte Ermüdbarkeit

Zusatzkriterien
1. Verminderte Konzentration und Aufmerksamkeit
2. Vermindertes Selbstwertgefühl und Selbstvertrauen
3. Schuldgefühle und Gefühle der Wertlosigkeit
4. Negative und pessimistische Zukunftsperspektive
5. Gedanken oder erfolgte Selbstwertverletzung oder Suizidhandlungen (Selbsttötungsversuche)
6. Schlafstörungen
7. Verminderter Appetit

Zeitkriterien
Dauer mindestens zwei Wochen

Unterteilung
Leicht: mindestens 2 Haupt- und 2 Zusatzkriterien
Mittelgradig: mindestens 2 Haupt- und 3 Zusatzkriterien
Schwer: 3 Haupt- und mindestens 4 Zusatzkriterien

Auch Ludwig van Beethoven litt unter depressiven Verstimmungen.

Wer ist besonders gefährdet?

Um frühzeitig eine seelische Schieflage mit Johanniskraut wieder in die Balance zu bringen, ist es wichtig, selbst erste Anzeichen für eine depressive Verstimmung wahrzunehmen. Machen Sie dazu bitte den Test in der hinteren Umschlagklappe.

Wenn Sie manche der dort beschriebenen Symptome an sich beobachtet haben, sind Sie damit nicht allein. Immer mehr Menschen leiden unter depressiven Verstimmungen. Allein nur im deutschsprachigen Raum sind schätzungsweise 16 Millionen

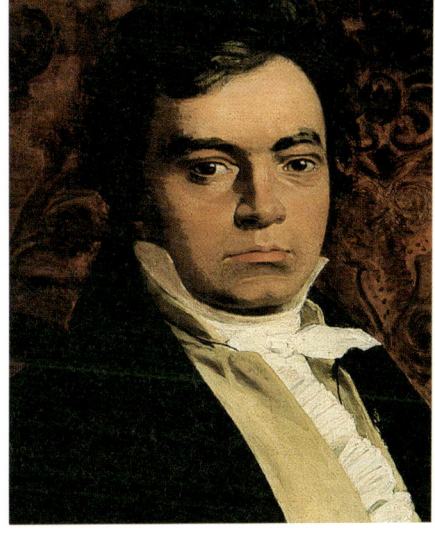

Frauen und Männer betroffen. Selbst Kinder und Jugendliche bleiben nicht davon verschont. Es entsteht zwar oft der Eindruck, daß mehr alte Menschen unter depressiven Verstimmungen leiden. Doch gerade bei jungen Leuten zwischen 14 und 20 Jahren, so hat eine internationale Arbeitsgruppe unlängst ermittelt, ist die Depressionsrate dramatisch angestiegen.

Wichtig

Besonders gefährdet, so haben Psychiatrieexperten aller Epochen beobachtet, sind offenbar außergewöhnlich kreative Menschen, wie Künstler, Schriftsteller, Maler und Komponisten. Bekannte Persönlichkeiten, die unter depressiven Verstimmungen litten, sind beispielsweise Michelangelo, Goya, van Gogh, Goethe, Annette von Droste-Hülshoff, Thomas Mann, Cäsar, Bismarck, Blücher, Churchill, Beethoven, Schumann und Chopin.

Wobei Ihnen Johanniskraut helfen kann

Sie müssen es nicht als unabwendbares Schicksal hinnehmen, wenn Sie seelisch immer wieder mal ganz unten sind. Die Wirkstoffe des Johanniskrautes helfen Ihnen aus dem Stimmungstief heraus, so daß Sie sich im Alltag wieder besser zurechtfinden und selbst aktiv an Ihrem Heilungserfolg mitarbeiten können. Wichtig ist, daß Sie beizeiten etwas gegen die tristen Gefühle unternehmen. Sie dürfen sich nicht zu einer echten Depression auswachsen, die den Organismus womöglich dauerhaft schädigt und die Lebensqualität erheblich mindert.

Eine Heilpflanze kann natürlich nicht die Gründe für die seelische Störung aus der Welt schaffen. Doch die stimmungsaufhellende und aktivierende Wirkung von *Hypericum perforatum* gibt Ihnen die innere Kraft und Ausgeglichenheit, das zugrundeliegende Problem – unter Umständen mit Hilfe eines nahestehenden Menschen oder Ihres Therapeuten – anzugehen.

Doch bevor von Ihnen selbst, dem Hausarzt oder einem Spezialisten die Diagnose »Depression« oder »depressive Verstimmung« gestellt wird, versteht es sich von selbst, daß zunächst vom Arzt eine organische Ursache ausgeschlossen werden muß. Denn die unterschiedlichen Beschwerden können ebenso bei vielen anderen gesundheitlichen Störungen auftreten. Andererseits muß daran gedacht werden, daß bestimmte organische Störungen eine Depression hervorrufen können.

Wieso ist das seelische Gleichgewicht überhaupt gestört?

Um die seelische Belastung zu verarbeiten und zu bewältigen, ist es unumgänglich, sich über Hintergründe Gedanken zu machen. Selten hat eine echte Depression nur einen einzigen Auslöser. Häufig spielen biologische sowie soziale und psychologische Faktoren eine Rolle.

Botenstoffe leiten die Informationen von einer Nervenzelle zur nächsten.

Depressionen, bei denen keine äußeren Ursachen zu erkennen sind, nennen Mediziner »endogene Depressionen«: Wie aus heiterem Himmel fallen Menschen plötzlich in eine schwermütige Stimmung. Schuld daran könnte eine Stoffwechselstörung im Gehirn sein, die beispielsweise durch einen Mangel an bestimmten Neurotransmittern entsteht, jenen Botenstoffen, die elektrische Impulse von Nerv zu Nerv weiterleiten. Sind zuwenig oder zuviel davon vorhanden, ist das komplizierte Gleichgewicht zwischen den Überträgersubstanzen gestört. Da das Nervensystem millionenfach Reize aufnimmt, verarbeitet und an andere Stellen weiterleitet, wirkt sich

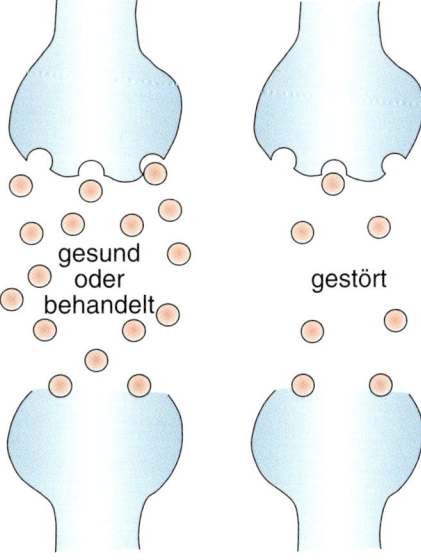

gesund oder behandelt

gestört

eine »Kommunikationsstörung« des Nervensystems auch auf das Gefühlsleben aus und könnte für die Entstehung von Depressionen mitverantwortlich sein.

Es gibt bis heute aber noch keine befriedigende Antwort darauf, welche biochemischen und molekularbiologischen Mechanismen die Depressionen auslösen. Die Experten versuchen derzeit herauszufinden, welche Signalstoffe (Transmitter) tatsächlich am Entstehen der seelischen Schieflage mitwirken.

Depressionen im Schlepptau organischer Erkrankungen

Depressionen können aber auch in der Folge von körperlichen Krankheiten oder Verletzungen entstehen – vor allem, wenn das Gehirn direkt betroffen ist, wie zum Beispiel bei:

- Gehirntumoren,
- Schädelverletzungen,
- Epilepsie,
- Hirnhautentzündungen.

Auch Infektionen, Aids, Krankheiten von Leber, Darm oder Schilddrüse beeinträchtigen die Funktion des Gehirns. Ebenso können chronische Leiden wie Rheuma oder Krebs depressive Schübe auslösen.

Erst 1996 haben deutsche Virologen zum erstenmal **Bornaviren** aus menschlichem Blut isoliert. Diese Erreger sollen an der Entstehung der Gemütskrankheit beteiligt sein. Infektionswege und Infektionsrisiken sind noch unklar. Fest steht aber, daß der weltweit verbreitete Erreger nur Menschen mit entsprechender Veranlagung krank machen kann.

Müdigkeit, Appetitlosigkeit und Kopfschmerzen sind charakteristische Begleiterscheinungen, wenn **Umweltgifte** für die psychische Störung verantwortlich sind. Daß der Kontakt mit Schwermetallen wie Blei, Quecksilber, Thalium das zentrale Nervensystem schädigen kann, ist unumstritten. Nicht weniger gesundheitsgefährdend sind organische Lösungsmittel, die in Pflege- und Reinigungsmitteln enthalten sind. Manche Menschen leben ohne es zu ahnen in Räumen, deren Klima von gesundheitsgefährdenden Stoffen belastet ist. Oft geben Farben, Tapeten und Teppiche, Möbel und Gardinen schädi-

Körperliche Erkrankungen, Bornaviren und Umweltgifte werden als mögliche Auslöser von Depressionen angesehen.

gende Gase und Dämpfe in nur geringen Mengen ab – deshalb fällt die Belastung anfangs kaum auf. Da viele Schadstoffe geruchlos sind, kann sie niemand wahrnehmen. Die leichtflüchtigen Chemikalien gelangen über die Atemwege in den Organismus und blockieren im Gehirn wichtige Funktionen des zentralen Nervensystems.

Manche Naturheilkundler sind überzeugt davon, daß eine Art »**Selbstvergiftung**« durch unedle Metalle im Gebiß (wie Amalgam) eine Rolle spielt. Auch geopathische Störungen (Erdstrahlen zum Beispiel) und elektromagnetische Felder (Stromstreß) werden für die seelische Tieflage verantwortlich gemacht.

Falsche Ernährung, ein Ungleichgewicht der essentiellen Mineralstoffe und Spurenelemente und die daraus resultierenden Stoffwechselstörungen fallen ebenfalls ins Gewicht.

Unumstritten ist, daß einige **Arzneimittel** Depressionen verursachen können, blutdrucksenkende Medikamente, Antibiotika und manche Schmerz- und Rheumamittel zum Beispiel. Ebenso wismuthaltige Heilmittel, die gegen Magengeschwüre eingesetzt werden. Bei längerer Einnahme kann es regelrechte Wismutvergiftungen geben, die mit depressiven Verstimmungen in Zusammenhang gebracht werden.

Ferner kann **Vererbung** eine Rolle spielen, z.B. bei der manisch-depressiven Form (Zyklothymie), die in manchen Familien gehäuft vorkommt. Bei ihr wechseln sehr rasch beschwingte, heitere Phasen mit mehr oder weniger leichten Verstimmungen ab. Bei der schweren manisch-depressiven Erkrankung (Zyklophrenie) schlägt das Pendel zwischen den beiden Stimmungspolen Niedergeschlagenheit und Euphorie so extrem aus, daß die Betroffenen es nicht mehr selbst beeinflussen können. Meist ist eine stationäre fachärztliche Behandlung erforderlich. Bei dem manisch-depressiven Verhalten sollen unter anderem auch Stoffwechselveränderungen eine Rolle spielen.

> Als weitere Ursachen für Depressionen kommen falsche Ernährung, bestimmte Arzneimittel und manche Erbkrankheiten in Frage.

Ursachen für eine Depression

Soziales Umfeld
Umweltkontakte
Stoffwechselstörungen
Erkrankungen von Leber,
  Darm, Schilddrüse,
  Blutarmut

Fehlernährung
Virusinfektionen
Nebenwirkungen von
  Medikamenten
Familiäre Veranlagung
  (Disposition)

Medikamente, die eine Depression auslösen können

Muskellockernde Mittel
Schlaf-, Beruhigungs- und
  Schmerzmittel
Entzündungshemmende
  Mittel (Glukokortikoide)
Herz-Kreislauf-Mittel (Beta-
  blocker, Blutdrucksenker)

Mittel gegen Epilepsie, Psy-
  chosen oder Parkinsonsche
  Krankheit
Antibiotika
Rheumamittel
Bestimmte Augen- und
  Nasentropfen

Bei den betreffenden Medikamenten finden Sie im Beipack-zettel unter der Rubrik »Nebenwirkungen« einen entsprechenden Hinweis.

Die meisten Depressionen entwickeln sich Erhebungen von Psychiatern und Sozialwissenschaftlern zufolge als Reaktion auf äußere Ereignisse. Unerfüllte Liebe, fehlende Mutter-Kind-Beziehung, seelische Schocks in der Kindheit, familiäre Konflikte, beunruhigende Erlebnisse, Scheidung, schwere Krankheit oder Tod eines nahestehenden Menschen, Verlust von körperlichen Fähigkeiten (Wechseljahre, Potenz, Leistungskraft, Gehfähigkeit und ähnliches), Streß im Beruf, soziale Benachteiligung, Arbeitslosigkeit, unverschuldete Armut.

Depressionen, die als Folge äußerer Ereignisse entstehen, sind meist zeitlich begrenzt.

Charakteristisch für die reaktive Depression ist, daß die Betroffenen ihre Gedanken ganz auf das schmerzliche Ereignis richten. Diese »psychogenen« Depressionen dauern im allgemeinen nicht länger als einige Wochen.

Wer hingegen jahrelang starkem seelischen oder körperlichen Streß ausgesetzt ist, kann an einer Erschöpfungsdepression erkranken. Sie kann bis zu mehreren Jahren dauern.

Was macht eigentlich junge ...

Weil die Ausdrucksformen der Depression sehr vielfältig sind, ist es selbst für psychotherapeutisch ausgebildete Ärzte schwierig, den Ursachen und Auslösern für die anhaltend negativen Gefühle auf die Spur zu kommen. Gerade bei jungen Menschen tun sich die Therapeuten oft schwer. Da zur Erklärung für Niedergeschlagenheit und Antriebsarmut nicht allein eine familiäre Disposition oder entwicklungsbedingte Stoffwechselveränderungen hinreichen, werden häufig psychosoziale Faktoren, wie die Angst vor dem Verlust des Arbeitsplatzes oder Perspektivlosigkeit bei Schul- oder Studienabgängern als Grund für die Zunahme der Depressionen angesehen. Anlässe sind überdies zuviel Streß in der Schule oder Streit und Trennung der Eltern. Psychiater vermuten, daß bei vielen Schülern, die zu Alkohol und Drogen greifen, in Wirklichkeit eine unerkannte Depressionen dahintersteckt. Das Bettnässen von Kindern (Enuresis) nach dem fünften Lebensjahr gilt ebenfalls als ein Resultat emotionaler Störung.

Bei depressiven Jugendlichen stehen häufig psychosoziale Faktoren im Mittelpunkt.

... und alte Menschen depressiv?

Bei alten Menschen werden die depressiven Symptome wie gedrückte Stimmung, Konzentrationsstörungen, Angst und Schlafstörungen viel zu oft als altersbedingte Hirnleistungsstörungen abgetan. Dies vor allem, wenn sich bei Menschen, die an der Parkinsonkrankheit oder der Alzheimerschen Krankheit leiden, gleichzeitig Leistungsschwäche und kognitive Defizite bemerkbar machen.

Im Alter können organische Schwächen wie Gefäßverengungen, Unterfunktion der Schilddrüse oder Stoffwechselstörungen die emotionale Erlebnisfähigkeit erheblich dämpfen. Außerdem können die vielen verschiedenen Medikamente, die Senioren mitunter verordnet bekommen, so ge-

Ältere Menschen leiden oft an Depressionen, weil sie sich nur schwer an veränderte Lebenssituationen anpassen können.

gensätzlich erscheinende Wirkungen wie Energieverlust und motorische Unruhe hervorrufen.

Nach den Erfahrungen der Ärzte überwiegen bei älteren Menschen jedoch die reaktiven Depressionen oder anders ausgedrückt die Anpassungsstörungen. Die Stimmungslabilität, die nicht selten körperliche Beschwerden im Gefolge hat, ist eine Reaktion auf eine veränderte Lebenssituation: Pensionierung, Verlust des Partners oder von nahen Verwandten, Freunden und Bekannten mit Isolierung und Vereinsamung.

Schwere Geschütze nur bei schweren Depressionen

Es reicht bei der Vielschichtigkeit der Depressionen bei weitem nicht aus, lediglich ein schnell wirksames Medikament zu nehmen, um psychische Reaktionen zu überdecken, ohne das zugrundeliegende Problem zu lösen.

Johanniskraut lindert den Leidensdruck und erleichtert den Einstieg in eine psychotherapeutische Behandlung.

Johanniskraut ist hier die bessere Alternative, denn es kann den Leidensdruck mildern und den Einstieg in psychotherapeutische Gespräche erleichtern. Diese fachliche Begleitung ist für viele Patienten wichtig, um die oft tief verwurzelten Ursachen der Depression zu ergründen und aufzuarbeiten.

Reine Antidepressiva sind nach Ansicht kritischer Mediziner nur bei ausgeprägten, schweren Verläufen sinnvoll. Diese Mittel wirken, je nachdem, welche Wirkung erzielt werden soll, zunächst antriebsdämpfend (sedierend) oder anregend und aktivierend (stimulierend).

Problematisch sind die einen wie die anderen: Die beruhigenden Antidepressiva dämpfen nicht nur die Reaktionen, sondern auch das Bewußtsein, was eine Aufarbeitung der Ursachen zusätzlich erschwert. Bei den aktivierenden Antidepressiva machen sich erst nach ein bis drei Wochen die stimmungsaufhellenden Effekte bemerkbar – in der Zwischenzeit wächst die Gefahr, daß die Patienten die gewonnene Energie nutzen, um die Selbstmordabsichten in die Tat umzusetzen.

Die synthetischen Antidepressiva haben neben der Hauptwirkung noch eine Fülle von unangenehmen und sogar schädliche Nebenwirkungen: Mundtrockenheit, Harnverhalten, Probleme mit den Augen beim Wechsel von Fern- und Nahsehen oder bei Lichtwechsel (Akkomodationsstörungen), Magenbeschwerden, Kreislaufstörungen, Gewichtszunahme, Schweißausbrüche, Verstopfung und Müdigkeit sind nur einige davon. Manche dieser Mittel können bei Überdosierung epileptische Anfälle auslösen. Kombinationsmittel, die Beruhigungsmittel (Tranquilizer) enthalten, können süchtig machen und Herzbeschwerden verursachen.

Nebenwirkungen synthetischer Antidepressiva

Bei Kindern ist besondere Vorsicht geboten. Nicht selten wird Ihnen ein Antidepressivum verordnet, um die (vermeintliche) psychische Komponente beim Bettnässen zu beeinflussen. In der Folge kann es zu unerwünschten Begleiterscheinungen wie Müdigkeit und Bewußtseinsdämpfung kommen, auch Störungen im Bewegungsablauf sind beobachtet worden. Bei Kindern unter acht Jahren können Mittel, die Imipramin enthalten, schwerste Vergiftungen verursachen.

Bei alten Menschen kommt bei einigen Medikamenten erschwerend hinzu, daß die psychischen Effekte womöglich mit Verzögerung einsetzen, während die Nebenwirkungen wie Mundtrockenheit, Verstopfung, Harnverhalten, verschwommene Sicht sowie Herzrhythmusstörungen bereits nach der ersten Dosis auftreten.

Was für Johanniskraut spricht

- Johanniskraut wirkt ausgleichend und zugleich aktivierend, so daß die Belastungen des Alltags leichter bewältigt werden können.

Vorteile von Johanniskrautpräparaten

- Johanniskraut dämpft nicht die kognitive Leistungsfähigkeit, sondern verbessert die Wahrnehmungs- und Denkfähigkeit.
- Eine der wichtigsten Vorzüge ist, daß Johanniskraut so gut wie keine unerwünschten Nebenwirkungen hat. Weder die Arbeits- noch die Fahrtüchtigkeit ist eingeschränkt.
- Bei der üblichen Dosierung entsteht nach Langzeiteinnahme keine Medikamentenabhängigkeit.
- Wer schon öfter die Erfahrung gemacht hat, daß die düstere Stimmung nur von kurzer Dauer ist, wie das beispiels-

weise bei Wetterfühligen oft der Fall ist, kann sich selbst mit dem Gute-Laune-Kraut in den verschiedensten Zubereitungsformen helfen.

- Johanniskrautzubereitungen haben den großen Vorteil, daß mit ihnen zugleich jene Befindlichkeitsstörungen therapiert werden können, die mit der Depression einhergehen. So etwa Schlafstörungen, bei denen Hypericum auf lange Sicht wirkungsvoller ist als ein Schlafmittel. Migräneartige Kopfschmerzen, Erschöpfungssymptome und Herzbeschwerden bessern sich ebenfalls.

Die besten Rezepte für eine gute Stimmungslage

Johanniskraut-Zubereitungen in Form von Tees, Säften, Tinkturen oder Ölen können Sie regelmäßig über einen längeren Zeitraum therapeutisch nutzen. Leichte seelische Verstimmungen und damit verbundene vegetative Störungen wie Nervosität, Ängstlichkeit, Kopfschmerzen und Schlafstörungen lassen sich damit gut behandeln.

Bei ausgeprägteren Formen ist es ratsam, Johanniskraut-Fertigpräparate (die eine eindeutige und nachvollziehbare Inhaltsangabe aufweisen) gleich ausreichend hoch dosiert einzunehmen. Ihre stimmungsaufhellende Effekte setzen langsam ein und kommen nach zehn bis vierzehn Tagen zur vollen Entfaltung.

Tips zur Anwendung

- Nehmen Sie zwei- bis dreimal täglich 20 bis 30 Tropfen Johanniskrauttinktur mit etwas Flüssigkeit vor dem Essen ein.
- Trinken Sie kurmäßig mindestens sechs Wochen lang morgens und am frühen Abend je ein bis zwei Tassen frisch aufgebrühten Johanniskrauttee in kleinen Schlucken.
- Nehmen Sie zwei- bis dreimal täglich vom Preßsaft aus frischem Johanniskraut (gibt es in der Apotheke oder in Naturkostläden) einen Eßlöffel voll – in Obst- oder Gemüsesaft verrührt – nach den Mahlzeiten ein.

- Nehmen Sie drei- bis viermal täglich einen Teelöffel voll Johanniskrautpulver oder drei pulverhaltige Dragees (Tagesdosis bis 3600 Milligramm) oder Johanniskrauttrockenextrakt (Tagesdosis etwa 900 Milligramm) vor dem Essen ein.
- Verteilen Sie zusätzlich zur inneren Anwendung von Johanniskrautzubereitungen einen Schuß angewärmtes Johanniskrautöl auf der Schulter-Nacken-Partie. Massieren Sie mit kreisenden Bewegungen das Öl leicht ein. Wenn die depressiven Verstimmungen mit körperlichen Beschwerden einhergehen, reiben Sie von Zeit zu Zeit die betreffende Körperregion ein, beispielsweise den Unterleib bei Menstruationsbeschwerden oder den Bauch bei Magen-Darm-Beschwerden.

Wie Fertigpräparate helfen

- Schlucken Sie Johanniskrautdragees («Filmtabletten») oder -kapseln unzerkaut mit etwas Flüssigkeit vor den Mahlzeiten, am besten morgens, mittags und am frühen Abend. Bei leichten depressiven Verstimmungen sollte es eine Tagesration von etwa 400 bis 600 Milligramm sein, bei mittleren Schweregraden mindestens 900 Milligramm Gesamtextrakt am Tag.
- Die Homöopathie empfiehlt bei depressiven Verstimmungen Hypericum als Urtinktur oder in der Dosierung (Potenzierung) D1 bis D3 zu verwenden. Dreimal täglich fünf Tropfen, fünf Globuli oder eine Tablette Hypericum im Mund zergehen lassen.
- Kalifornische Blütenessenz »St. John's Wort«: 4mal täglich 4 Tropfen aus der Einnahmeflasche unter die Zunge träufeln, vor dem Schlucken einen Moment wirken lassen.

So läßt sich Johanniskraut sinnvoll kombinieren

Diese Heilpflanzen lassen sich mit Johanniskraut wirkungsvoll mischen:

- Baldrian
- Ginseng
- Ginkgo
- Hafer
- Knoblauch
- Lavendel
- Lindenblüten
- Melisse
- Rosmarin

Mit Johanniskraut lassen sich viele andere Heilpflanzen sinnvoll kombinieren.

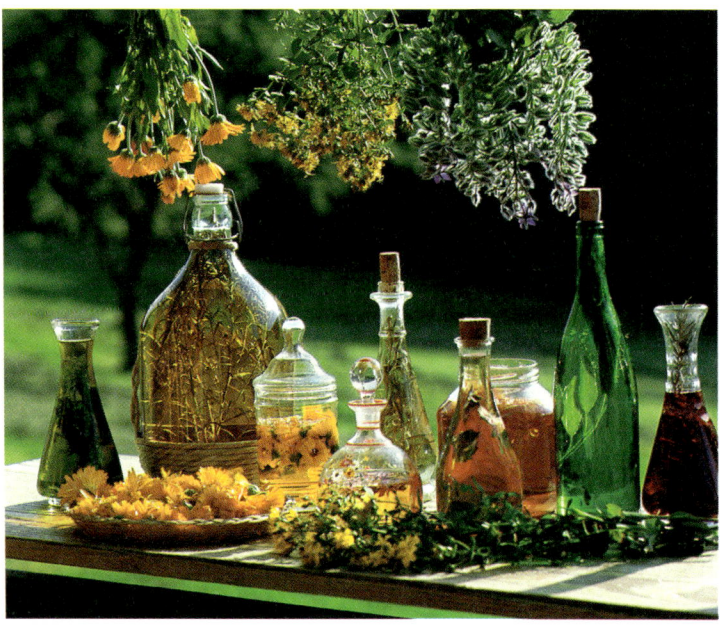

Verwenden Sie aber möglichst nicht mehr als eine zusätzliche Pflanze. Das gilt auch für fertige Komplexmischungen. Bei einer Kräuterzusammenstellung nach der Devise »Vielerlei hilft viel« können die einzelnen Heilwirkungen nicht mehr gezielt aufeinander abgestimmt werden. Bei allzu komplexen Mischungen ist keine zusätzliche Wirkung zu erwarten, zumal die einzelnen Drogenbestandteile in zu geringen Mengen vorhanden sind

Was Sie sonst noch tun können

Wenn Sie regelmäßig Johanniskraut einnehmen, werden Sie Ihre seelische Balance schon bald wiedererlangen. Sie selbst können zusätzlich etwas tun, um ein positives Lebensgefühl zu entwickeln.

Nehmen Sie sich etwas, aber nicht zuviel vor

Der erste Schritt: Sorgen Sie für einen ruhigen, ausgeglichenen Tagesablauf. Nehmen Sie sich bestimmte Dinge vor, die Sie in einer bestimmten Abfolge erledigen wollen. Aufstehen, Waschen, Frühstück, Mittagessen, Besorgungen machen, zu Bett gehen – all die kleinen Dinge des Alltags sollten nach einem überschaubaren Lebensrhythmus ablaufen, damit es die Seele leichter hat, wieder ins Gleichgewicht zu kommen.

Erledigen Sie die alltäglichen Dinge nach einem festen Rhythmus.

Nehmen Sie sich nicht zuviel vor. Versuchen Sie zunächst kleine selbstgestellte Aufgaben zu erledigen.

Kapseln Sie sich nicht ab

Ziehen Sie sich nicht völlig in Ihre vier Wände zurück. Lassen Sie die Kontakte zu Familienmitgliedern, Freunden und Bekannten nicht abreißen. Wenden Sie sich an Menschen, mit denen Sie offen über Ihre Gefühle reden können. Versuchen Sie herauszufinden, warum Sie sich schlecht fühlen. Oft ist das erforschen der Ursachen schon ein wichtiger Schritt zur Problemlösung.

Führen Sie Buch

Vielleicht hilft es Ihnen, einen kleinen Stimmungskalender anzulegen, in dem Sie täglich eintragen, wie es Ihnen geht. Diese Information ist auch für Ihren Therapeuten eine wichtige Orientierung für die weitere Behandlung.

Laufen Sie der Depression davon

Verschiedene wissenschaftliche Untersuchungen haben bewiesen, daß körperliche Aktivität die negative Stimmungslage vorteilhaft beeinflußt. Wandern, Laufen, Radfahren oder Schwimmen regen ebenso wie flotte Spaziergänge oder Gymnastik den Körper dazu an, vermehrt Endorphine zu bilden. Das sind körpereigene Stoffe, die ähnlich wie Opiate stim-

Sportliche Aktivität setzt Endorphine frei, die sich positiv auf die Stimmung auswirken.

mungsaufhellend wirken. Nutzen Sie die positiven Wirkungen auf die Psyche, indem Sie sich zwei- bis dreimal wöchentlich eine halbe Stunde an der frischen Luft bewegen. Sie werden schon bald feststellen, wie wichtig das Gefühl ist, gegen die trüben Gedanken »angehen« zu können.

Nehmen Sie ein warmes Vollbad

Daß ein wohlig warmes Wannenbad eine Wonne für Körper und Seele ist, wußte schon der legendäre Wasserdoktor Sebastian Kneipp. Eine Psychiatergruppe aus dem US-Bundesstaat Michigan hat kürzlich die Probe aufs Exempel gemacht: Sie untersuchten Patienten mit schwerwiegender depressiver Symptomatik vor und nach einem 30minütigem Vollbad in 39 bis 41 °C warmen Wasser. Ergebnis: Sowohl bei Männern als auch bei Frauen gingen die Spannungen, Angstgefühle, Ärger, Feindseligkeit und Verwirrung in etwa gleichem Maße zurück.

Ein Vollbad mit Johanniskrautzusatz wirkt wohltuend und entspannend.

Geben Sie etwas Johanniskrautöl oder Johanniskrauttee ins Badewasser. Im Wechsel damit eignen sich Kräuterauszüge von Pflanzen mit entspannender (Baldrian, Hopfen, Melisse) oder anregender Wirkung (Minze, Rosmarin, Thymian). Die aufsteigenden Düfte wirken direkt auf die Psyche, denn das Riechzentrum ist eng mit dem Gehirnteil verbunden, das für die Gefühle zuständig ist.

Verbessern Sie die Laune mit Vitaminen und Mineralstoffen

Nicht selten ist eine unausgewogene Ernährung die Ursache für depressive Verstimmungen. Auch eine gestörte Darmflora kann den Stoffwechsel beeinträchtigen. Weniger Fleisch und mehr ballaststoffreiche pflanzliche Kost können Abhilfe bringen.

Achten Sie auf ausreichende Zufuhr von Vitaminen. Zuckerreiche Nahrung entzieht dem Körper Vitamine der B-Gruppe, die sich gegen Depressionen als wirksam erweisen, z.B.: das Nerven-Vitamin B_1 (Thiamin), das reichlich in Vollkornprodukten, Naturreis, Bohnen, Nüssen, Sonnenblumenkernen,

Knoblauch, Eiern und Fisch enthalten ist. Für den Aminosäure-Stoffwechsel ist Vitamin B_6 (Pyrodoxin) ganz wichtig. Es steckt in allen grünen Pflanzen, Kartoffeln, Hülsenfrüchten, Erdnüsse, Weizenkeimen, Milch, Bananen, Fisch und Geflügel. Außerdem sollte die Nahrung viel von diesen Vitaminen enthalten:

- Panthotensäure,
- Vitamin C (Ascorbinsäure) – in frischem Obst, Salat und Gemüse,
- Vitamin E (Alpha-Tocopherol) – in kaltgepreßten Pflanzenölen (Sonnenblumenöl, Sojaöl),
- sowie die Mineralstoffe Zink, Magnesium und Kalzium.

Ernähren Sie sich ausgewogen und achten Sie darauf, genügend Vitamine zu sich zu nehmen.

Meiden Sie Alkohol und trinken Sie möglichst kein Cola, Kaffee und schwarzen Tee. Eine koffein- und zuckerfreie Ernährung soll die Produktion von Serotonin und Dopamin günstig beeinflussen, jenen Botenstoffe im Gehirn, die mit den negativen Gefühlen in Zusammenhang gebracht werden.

Entspannen Sie sich

Sobald Sie das Gefühl haben, daß Ihre Psyche auf einen Tiefpunkt rutscht, versuchen Sie rechtzeitig mit Entspannungsübungen wie Yoga oder Autogenem Training entgegenzusteuern.

Ein einfaches Mittel, Stimmungen zu beeinflussen, ist die Autosuggestion: Sagen Sie sich selbst immer wieder: »Alles wird gut. Ich bin ganz entspannt und fühle mich wohl.« Mit derartigen positiven Suggestionen üben Sie bei vollem Wachbewußtsein eine Wirkung aufs Unbewußte aus. Je gezielter Sie Ihre persönliche autosuggestive Energie einsetzen, um so eher kann sich Ihre Situation ins Positive wenden.

Lernen Sie eine Entspannungsmethode wie Autogenes Training oder Yoga.

Sprechen Sie mit Ihrem Therapeuten

Gehen Sie zu einem Arzt, wenn Sie eine ausgeprägte depressive Verstimmung haben, die länger als 14 Tage andauert – oder schon früher, wenn Sie aus Erfahrung wissen, was sich daraus entwickeln kann. Scheuen Sie sich nicht, professionelle Hilfe in Anspruch zu nehmen. Bei schweren Formen der Depression ist ein fachärztliche Behandlung unbedingt erforderlich.

So helfen Sie anderen

Wenn Sie nicht sicher sind, ob ein Ihnen nahestehender Mensch depressiv ist, sprechen Sie ihn an! Ermuntern Sie ihn, sich sein Leid von der Seele zu reden. Fragen Sie ihn offen danach, seit wann er sich nicht gut fühlt. Solch eine Frage löst am ehesten eine Gesprächsbereitschaft aus, da der Betreffende sich gedanklich mit seinem Befinden beschäftigen muß.

Aber halten Sie sich mit Appellen wie »Reiß dich zusammen« und Ratschlägen zurück. Ratschläge sind auch Schläge – diese Redensart gilt besonders im Umgang mit depressiven Menschen. Noch so wohlmeinende Aufmunterungsversuche können den Betreffenden womöglich noch weiter nach unten ziehen. Da er sich ja nicht in der Lage sieht, selbst etwas gegen seine Seelenpein zu unternehmen, führen ihm die Lösungsvorschläge sein Unvermögen geradewegs vor Augen. Bieten Sie ihm statt dessen Hilfe an. Es kann beispielsweise sehr sinnvoll sein, wenn Sie den Kontakt zum Hausarzt oder dem Psychiater herstellen. Vielleicht ist es sogar erforderlich, daß Sie mit in die Sprechstunde gehen, um dem Arzt die Situation aus Ihrer Sicht beschreiben.

Saisonal abhängige Depressionen (SAD)

Alle Jahre wieder – die Depression im Winter

Wer ohne erkennbaren Grund alle Jahre wieder in ein Stimmungstief rutscht, sobald die Tage kürzer und die Nächte länger werden, leidet an einer Sonderform der leichten bis mittleren Depression, der sogenannten »Winterdepression«. Mediziner reihen diese Form der Depression unter die »Saisonal abhängigen Depressionen« (SAD = Saisonal affective Disorder) ein.

Die dunklen Tage drücken jedem zehnten Deutschen aufs Gemüt. Man fühlt sich niedergeschlagen, ist antriebslos, unkonzentriert, mißmutig und gereizt, ständig hungrig, nimmt an Gewicht zu und braucht viel Schlaf, ohne sich danach erholt zu fühlen. Diese Menschen sehen in der düsteren Jahreszeit buchstäblich alles in finsterem Licht. Frauen sind, zumindest statistisch gesehen, anfälliger dafür als Männer. Die Winterdepression beginnt meist im Dezember, mitunter aber schon im Oktober und weicht erst, wenn im Frühling die Sonne wieder länger scheint.

Oft zeigen sich schon im Kindesalter erste Anzeichen für jahreszeitlich bedingte Verstimmungen: übergroßes Schlafbedürfnis am Tag und – was ganz besonders typisch für die Winterdepression ist – Heißhunger auf Kohlenhydrate, auf Süßigkeiten, Schokolade, Kuchen, Nudeln und Brot. Die meisten der saisonal Depressiven erleben die negative Phase erstmals im Erwachsenenalter. Besonders arg scheint es die Menschen zu treffen, die in sehr wolken- und nebelreichen Regionen leben.

Anzeichen für eine Winterdepression zeigen sich oft schon im Kindesalter.

Typische Merkmale der Winterdepression

Antriebslosigkeit bis hin zur Arbeitsunfähigkeit	Heißhunger auf Kohlenhydrate (Süßigkeiten,- Kuchen, Nudeln, Brot)
Gereiztheit	
Konzentrationsschwäche	Deutliche Gewichtszunahme im Herbst und Winter
Morgendliche Müdigkeit bei großem Schlafbedürfnis	

Lichtmangel verdunkelt die Stimmung

Es gilt als sicher, daß der jahreszeitliche Mangel an Helligkeit die Ursache für die gedämpfte Stimmung ist.

Daran sollen verschiedene Hormone, insbesondere Serotonin und Melatonin, wesentlich beteiligt sein. Serotonin ist ein Botenstoff, der für die Kommunikation zwischen den

Hormone sind mitverantwortlich für winterliche Depressionen und Müdigkeit. Nimmt das Auge im Winter weniger Licht auf, gibt die Hypophyse (1) an die Zirbeldrüse (2) den Befehl aus, das Schlafhormon Melatonin vermehrt auszuschütten.

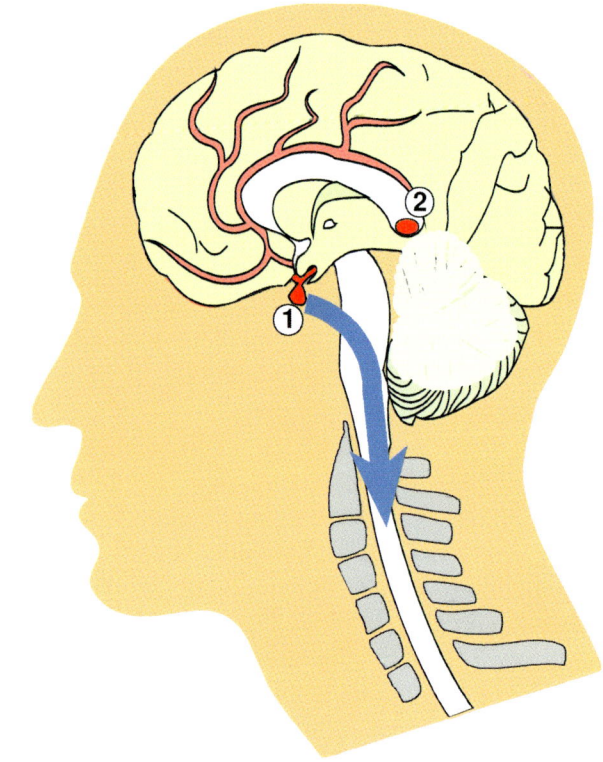

Nervenzellen verantwortlich ist. Das Sonnenlicht regt die Produktion dieses stimmungsaufhellenden Hormons an. Melatonin wird von der Zirbeldrüse produziert, sobald es dunkel wird. Das Hormon sorgt dafür, daß sich die Reaktionen verlangsamen, die Aufmerksamkeit nachläßt, das Schlafbedürfnis wächst und die Produktion der muntermachenden Sexualhormone vermindert wird. Bei Helligkeit signalisieren Lichtreize, die das Auge aufnimmt und direkt an das Gehirn weitergibt, die Ausschüttung von Melatonin zu drosseln und ausreichend Endorphine auszuschütten. Diese morphiumähnlichen Substanzen können sowohl Schmerzen lindern als auch Glücksgefühle auslösen.

Die Wechsel-wirkung von Serotonin und Melatonin wird als möglicher Auslöser für die Winterdepression angesehen.

Vom Melatonin nimmt man an, daß es an der Synchronisation unserer inneren Uhr im Rhythmus der Tageszeiten beteiligt ist. Bei Tieren steuert Melatonin offenbar das jahreszeitliche Verhalten, so unter anderem den Winterschlaf. Da bei uns Menschen die Melatoninproduktion während der dunklen Jahreszeit die Rekordmarke erreicht, schließen Forscher daraus, das wir ebenfalls in eine Art Winterschlaf geraten. Da wir uns aber nicht einfach zurückziehen können, um dem Frühling entgegenzudämmern, halten wir uns mühsam auf den Beinen. Bei einigen von uns führt der gestörte Biorhythmus zur zeitweisen Gemütserkrankung mit starken depressiven Verstimmungen.

Warum das aber so ist und warum saisonal Depressive anders als andere Menschen auf Licht reagieren, liegt wissenschaftlich noch im Dunkel. Sind ihre Augen etwa empfindlicher gegen Tageslicht? Ist ihr Sehzentrum verkalkt? Warum schüttet ihr Organismus bei Helligkeit oder Dunkelheit bestimmte Stoffe vermehrt aus, die entscheidend zur aktuellen Stimmungslage beitragen?

Johanniskraut sorgt für die optimale Lichtausbeute

Trotz zahlreicher internationaler Forschungen bleiben viele Fragen zum biologischen Mechanismus offen. Eines jedoch ist gesichert: Helligkeit hilft, vor allem, wenn die Lichtmenge richtig ausgenutzt wird.

Johanniskraut wirkt hier wie ein »Restlichtverstärker«. Die photosensiblen Eigenschaften der »Heilpflanze des Lichts« werden vor allem dem Wirkstoff Hypericin zugeschrieben. Diese Substanz macht den Körper aufnahmefähiger, selbst für geringe Lichtmengen.

Johanniskraut verstärkt die Lichtaufnahme, was sich positiv auf die Winterdepression auswirkt.

Das ist auch das Prinzip der Lichttherapie, die Psychiater seit einigen Jahren erfolgreich bei Menschen mit Winterdepression anwenden. Die Patienten sitzen jeden Tag zwei Stunden vor einem künstlichen Licht, das eine extreme Helligkeit von rund 2500 Lux hat. Neuerdings gibt es auch Helmlampen zum Aufsetzen. Damit können sich die »Belichteten« frei bewegen. Zum Vergleich: Normales Zimmerlicht hat etwa 200 bis 300 Lux. An einem sonnigen Tag erreicht die natürliche Helligkeit 100000 Lux. Selbst an einem trüben Tag hat der wolkenverhangene Himmel noch 10000 Lux zu bieten.

Die Ergebnisse mehrerer Studien zeigten, daß sich die Symptome ein bis zwei Wochen nach der Lichttherapie in vielen Fällen besserten oder sogar ganz verschwanden. Bei einem Versuch war es sogar möglich, die körpereigenen Abwehrkräfte zu stimulieren. Erhöhte Entzündungswerte (c-reaktives Protein im Blut), die bei den depressiven Probanden nachweisbar waren, konnten reduziert werden.

Wie die Sonnenlichtlampen wirken ist noch nicht endgültig geklärt. Wichtig für den Erfolg scheint jedoch zu sein, daß das therapeutische Licht regelmäßig morgens und abends angewendet wird.

So schützen Sie sich vor der Winterdepression

▬ Der einfachste Weg, dem Gemüt im Winter auf die Sprünge zu helfen, ist, täglich mindestens eine halbe Stunde ans Tageslicht zu gehen – und regelmäßig Johanniskraut einzunehmen, um eine optimale Lichtausbeute zu erreichen. Denken Sie daran, daß auch an trüben Tagen die natürliche Lichtstärke das Kunstlicht um ein Vielfaches übertrifft. Außerdem belegen neuere Untersuchungen, daß die innere Uhr nicht allein auf Melatonin reagiert; auch körperliche Bewegung kann sie wieder in den richtigen Rhythmus bringen.

- Trinken Sie täglich morgens, mittags und am frühen Abend eine Tasse frisch aufgebrühten Johanniskrauttee. Am besten, Sie beginnen mit der Teekur bereits im Oktober.
- Nehmen Sie dreimal täglich 20 bis 30 Tropfen Johanniskrauttinktur zu den Mahlzeiten mit etwas Flüssigkeit ein.
- Trinken Sie zwei- bis dreimal täglich ein Glas Orangensaft, in dem Sie einen Eßlöffel voll Preßsaft aus frischem Johanniskraut (Apotheke oder Naturkostladen) verrührt haben.
- Nehmen Sie drei- bis viermal täglich einen Teelöffel voll Johanniskrautpulver oder je drei pulverhaltige Dragees (Tagesdosis bis 3600 Milligramm) ein. Enthalten die Dragees oder Kapseln Extrakte von Johanniskraut, sollte die Tagesration zwischen 300 und 900 mg Gesamtextrakt betragen.
- Tränken Sie ein weiches Tuch mit warmen Johanniskrautöl und legen Sie es sich in den Nacken, bis die Wärme nachläßt.
- Wohlig warme Vollbäder mit einem kräftigen Schuß Johanniskrautöl oder zwei, drei Tassen Johanniskrauttee als Badezusatz vertreiben die tristen Gefühle.

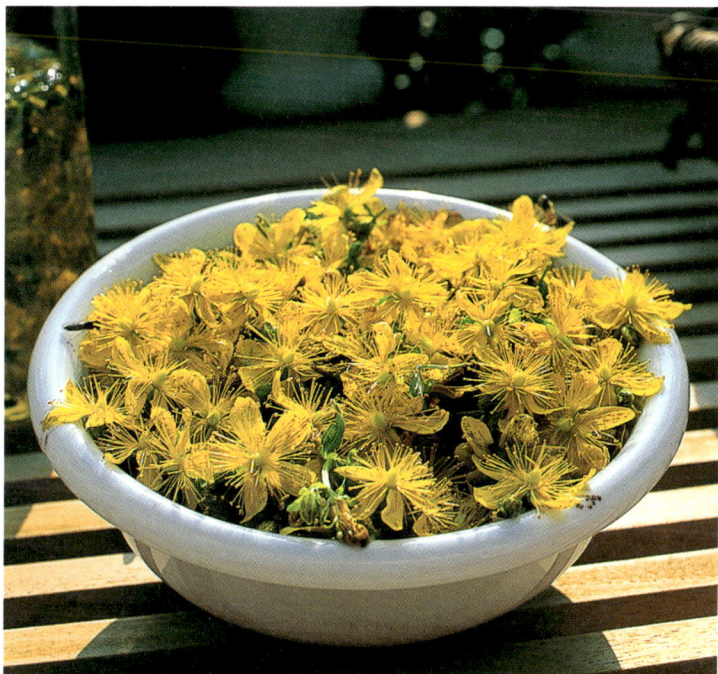

Tee aus Johanniskrautblüten vertreibt die Winterdepression.

Gute Gründe, täglich ins Freie zu gehen

Sonnenlicht mobilisiert die körpereigenen Abwehrkräfte und aktiviert den Stoffwechsel in den Zellen. Unter dem Einfluß der Sonnenstrahlen steigt der Sauerstoffgehalt im Blut an, das Herz schlägt kräftiger und schneller, die Atmung vertieft sich. Der Magen wird besser durchblutet, die Nervenspannkraft nimmt zu. Die Sonne sorgt für einen ausgeglichenen Hormonhaushalt, sie weckt die Lebensgeister, hellt die Stimmung auf und steigert die Lust auf und an der Liebe.

Was Sie sonst noch tun können

- Setzen Sie sich jeden Tag mindestens zwei Stunden vor eine therapeutische Speziallampe, die eine Lichtstärke von rund 2500 Lux hat. Dieses künstliche weiße Licht ist fünfmal so hell wie die normale Raumbeleuchtung. Es ähnelt dem Sonnenlicht, ihm fehlen aber die bräunenden UV-Strahlen. (Falls Sie eine Augenerkrankung haben, suchen Sie vorher einen Augenarzt auf.)
- Erkundigen Sie sich bei Ihrem Arzt nach den Möglichkeiten einer Lichttherapie. Sofern ein ärztliches Attest vorliegt, übernehmen in vielen Fällen die Krankenkassen die Kosten von etwa 1800 DM, wenn Patienten die therapeutische Lampe zu Hause verwenden sollten.
- Sobald Sie die ersten Symptome einer Winterdepression an sich bemerken, versuchen Sie, selbst Licht ins Dunkel zu bringen: Rüsten Sie Ihre Lampen um, tauschen Sie normale Glühlampen gegen fluoreszierende Vollspektrumlampen (aus dem Fachhandel) aus, die dem natürlichen Licht nachempfunden sind.
- Versuchen Sie es mit einem Trick, den Psychiater in den USA erfolgreich ausprobiert haben: Tragen Sie tagsüber eine Brille mit rosarot getönten Gläsern.
- Setzen Sie ansonsten keine allzu dunkle Sonnenbrille auf. Nur so kann genügend Licht über die Sehnerven zur Zirbeldrüse gelangen, um tagsüber die Produktion des schlaffördernden Hormons Melatonin zu drosseln.
- Achten Sie auf ausgewogene Ernährung, die reich an Vitaminen und Mineralstoffen ist. Oft drückt im Winter ein Mangel an Magnesium und Vitamin B_6 (Pyridoxin) die

Stimmung auf den Nullpunkt. Magnesium nehmen Sie mit Fleisch, Getreide, Bierhefe, Weizenkeimen, Nüssen, Bananen, Kartoffeln und grünen Blattgemüsen auf. Natürliches Vitamin B_6 ist in allen grünen Pflanzen, Leber, Geflügel, Kohl, Milch, Eiern, Rindfleisch und Hülsenfrüchten.

■ Trockenbürsten, wechselwarme Duschen, kalte Arm- oder Fußbäder am frühen Morgen vertreiben die dunklen Gedanken.

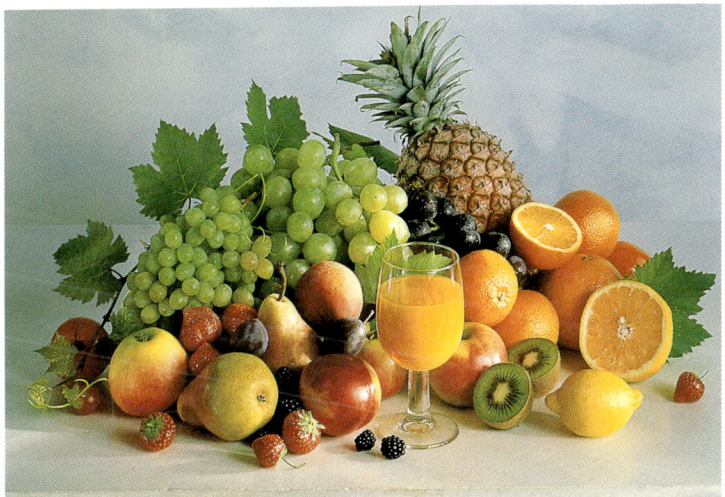

Frisches Obst versorgt uns auch im Winter mit ausreichend Vitaminen.

Saisonale Depression nicht nur zur Winterszeit

Bei einigen Menschen bricht die saisonale Depression nicht in der dunklen Jahreszeit, sondern bei schönsten Sonnenschein aus. Vor allem im Frühling entwickeln manche anstelle von Lebensfreude und Tatendrang triste Gefühle, sind niedergeschlagen, müde und lustlos. Die sprichwörtliche »Frühjahrsmüdigkeit« kann sich zu einer depressiven Verstimmung auswachsen oder bereits das Symptom einer larvierten Depression (siehe Seite 57) sein.

Frühjahrsmüdigkeit kann sich zu einer depressiven Verstimmung auswachsen.

Man nimmt an, daß es sich bei der seelischen Verstimmung und Müdigkeit zur Frühjahrszeit um eine reine Mangelerscheinung handelt. Die zunehmende Intensität des Sonnenlichtes bringt zwar den Organismus in Schwung, doch mitunter reicht die Energie nicht aus, um den Stoffwechsel anzukurbeln. Viele Menschen empfinden die einsetzende Umstimmung des Organismus oft als schwere Belastung. Chronobiologen meinen, der natürliche Zeitgeber für unsere innere Uhr sei nach dem Winter aus dem Takt geraten. Dadurch kommt es vorübergehend zu einem Schlafdefizit, an das sich der Organismus im Frühling anpaßt. Offen bleibt bei allen Erklärungsversuchen jedoch, wodurch diese Phänomene ausgelöst werden.

Was Sie gegen die saisonale Depression tun können

- Nutzen Sie die aktivierenden Kräfte von Johanniskraut. Verwenden Sie mehrmals täglich – je nachdem, wie schwer Sie die »saisonale Depression« erwischt hat – Johanniskraut als fertige oder selbst hergestellte Zubereitungen.
- Wenn Sie aus Erfahrung wissen, daß Sie jedes Jahr aufs neue in dieses Stimmungstief rutschen, beginnen Sie schon einige Wochen zuvor mit der Einnahme von Johanniskraut: Trinken Sie täglich zwei, drei Tassen Johanniskrauttee oder nehmen Sie zwei Eßlöffel Frischpflanzensaft, am besten mit etwas Obst- oder Gemüsesaft, nach dem Essen ein.
- Es hilft in jedem Fall, sich frühmorgens an der frischen Luft zu bewegen, viel Sauerstoff und Sonne zu tanken. Das kurbelt den Kreislauf an und steigert Ihr Wohlbefinden.
- Erfrischen Sie sich gleich nach dem Aufstehen mit abwechselnd kalten und warmen Duschen, mit kalten Arm- oder Fußbädern.
- Falls Sie ausschließlich an sonnigen Tagen seelisch am Boden sind, dann könnte – wie bei der Winterdepression – das Tragen einer getönten Brille helfen. Nur sollten die Gläser dann nicht rosarot, sondern blaugrün getönt sein.

Wenn das Wetter Ihr Wohlbefinden beeinflußt

Sollten Sie bei Sonnenschein guter Laune und an trüben Tagen besonders verdrießlich sein oder bei bestimmten Wetterlagen eine unerklärliche Niedergeschlagenheit oder Euphorie verspüren, dann gehören Sie vermutlich zu dem Millionenheer der »Wetterfühligen«. Diese Menschen reagieren besonders empfindsam auf das atmosphärische Geschehen. Wenn sich der Organismus mit seinem feinsinnig aufeinander abgestimmten Steuerungssystem, bestehend aus Gehirn, Empfindungs- und Bewegungsnerven sowie den endokrinen Drüsen, nicht genügend auf die Wetterkapriolen einstellen kann, macht sich das mit subjektiven Beschwerden wie diesen bemerkbar:

Man fühlt sich matt und abgespannt, ist schlecht gelaunt, leidet unter Kopfschmerzen, kann keinen klaren Gedanken fassen, ist vergeßlich und macht leicht Fehler. Manche fühlen sich unwohl, sind ängstlich, schlafen schlecht, ihnen ist schwindelig, sie leiden unter Herzklopfen, Atemnot, Angstzuständen und nicht zuletzt depressiven Verstimmungen.

Bei anderen löst das atmosphärische Geschehen Probleme mit dem Kreislauf aus, ein längst verheilter Knochenbruch oder eine alte Narbe melden sich mit Schmerzen.

Viele Menschen leiden bei einem plötzlichen Wetterumschwung unter körperlichen und seelischen Beschwerden.

Medizinmeteorologen teilen die Wetterfühligen in drei Gruppen ein:

1. **Wetterreagierende** Menschen. Dazu gehört praktisch jeder von uns, denn Wärme, Kälte, Luftfeuchtigkeit, Luftdruck, ultraviolette Strahlen, Schwebeteilchen und Schadstoffe in der Luft, Ozon, Ionen und elektrische Strahlen beeinflussen den menschlichen Organismus. Selbst wenn der Körper mühelos damit fertig wird, sind entsprechende Reaktionen meßbar, wie Blutdruckschwankungen, Blutgerinnungsfaktoren, Blutsenkungsgeschwindigkeit und hormonelle Veränderungen.

2. **Wetterfühlige** Menschen, die atmosphärische Reize seelisch wahrnehmen und körperlich darauf reagieren, zum Beispiel mit Kopfschmerzen, Nervosität, Konzentrationsschwäche, Herzrasen, Angst- und Schwindelgefühlen.

3. **Wetterempfindliche** Menschen, deren Organismus ausgesprochen stark auf Reize reagiert wie beispielsweise Rheumatiker, Asthmakranke und Menschen mit Herz-Kreislauf-Krankheiten. Aber auch wer zu Krämpfen, Nieren- und Gallenkoliken neigt und wer unter schweren Depressionen leidet, muß damit rechnen, daß eine ungünstige Wetterlage akute Zustände auslösen oder verstärken kann.

Johanniskraut lindert Symptome der Wetterfühligkeit

Die Volksheilkunde nutzt *Hypericum perforatum* schon seit jeher zur Linderung von wetterbedingten Beschwerden. Vor wenigen Jahren gingen Wissenschaftler davon aus, daß die positiven Effekte auf einer MAO-hemmenden Wirkung (siehe Seite 24) vor allem der Inhaltsstoffe Quercitrin und Quercetin zurückzuführen sind. Manche rieten den Wetterfühligen sogar davon ab, bei nervösen Reaktionen Johanniskrautzubereitungen einzunehmen, um den Serotoninspiegel nicht weiter zu erhöhen.

Heute wissen wir, daß die vermutete Wirkung nicht bestätigt werden konnte – und vor allem: daß Johanniskraut wegen seiner ausgleichenden Wirkung gerade bei nervösen Störungen ein ideales Phytotherapeutikum ist (siehe auch »nervöse Störungen«, Seite 101ff.).

Tip

> Johanniskraut können Sie bei wetterbedingten Verstimmungen in praktisch jeder Form anwenden. Bei schwerwiegenden Symptomen sollte allerdings zusätzlich fachkundige therapeutische Hilfe in Anspruch genommen werden.

- Trinken Sie täglich morgens, mittags und am frühen Abend eine Tasse frisch aufgebrühten Johanniskrauttee.
- Oder nehmen Sie dreimal täglich 20 bis 30 Tropfen Johanniskrauttinktur zu den Mahlzeiten mit etwas Flüssigkeit ein.
- Trinken Sie zwei- bis dreimal täglich ein Glas Orangensaft, in dem Sie einen Eßlöffel voll Preßsaft aus frischem Johanniskraut (Apotheke oder Naturkostladen) verrührt haben.
- Nehmen Sie drei- bis viermal täglich einen Teelöffel voll Johanniskrautpulver oder je drei pulverhaltige Dragees (Tagesdosis bis 3600 Milligramm) ein. Enthalten die Dragees oder Kapseln Extrakte von Johanniskraut, sollte die Tagesration zwischen 300 und 900 mg Gesamtextrakt betragen.
- Bei reißenden oder ziehenden Schmerzen, die sich bei Wetterwechsel verstärken, hilft Johanniskraut in homöopathi-

scher Zubereitung: Hypericum D6, dreimal täglich je 5
Globuli oder 5 Tropfen oder 1 Tablette im Mund zergehen
lassen. Sobald sich das Befinden bessert, können Sie die
Einnahme langsam beenden.

Was Sie sonst noch tun können

Daß es uns Neuzeitmenschen oft nicht gelingt, die wechselnden Witterungsreize körperlich und seelisch wegzustecken,
hat einen einfachen Grund: Unser moderner Lebensstil
schirmt uns zu sehr von den natürlichen Wetter- und Kli-
mareizen ab. Wir halten uns einfach zuviel in geschlossenen
Räumen auf. Daher sind wir nicht abgehärtet genug, um die
natürlichen Wetterreize zu verarbeiten, die wir so dringend
benötigen, um unseren Organismus zu stärken und in
Schwung zu halten: Sonne, Regen, Kälte und Wärme brauchen wir für unseren Wärmehaushalt, zur Steuerung des Nervensystems, des Kreislaufs, des Stoffwechsels, ja selbst zur Re-
gulation des Hormonsystems. Eine wichtige Rolle spielen
dabei Erbanlagen, Konstitution und Alter sowie natürliche
und erworbene Immunabwehr, aber auch Ernährung, Alkohol und Nikotin, körperlicher und seelischer Streß.

Daher gilt bei der Wetterfühligkeit zusätzlich zur Einnahme
von Johanniskraut:

**Zusätzliche Maß-
nahmen bei
Wetterfühligkeit**

- Härten Sie Ihren Körper ab.
- Bewegen Sie sich bei Wind und Wetter an der frischen Luft.
- Essen Sie abwechslungsreich, aber nicht zuviel.
- Nutzen Sie die heilsamen Kräfte des Wassers. Kalt-warme
  Wechselbäder, Güsse, Duschen oder Saunagänge helfen,
  den Kreislauf und Stoffwechsel in Schwung zu bringen.
  Aber übertreiben Sie es nicht und gönnen Sie Ihrer Seele
  und Ihrem Körper die nötigen Ruhepausen.

Depressionen in den Wechseljahren

Mit dem Begriff Wechseljahre (Klimakterium) bezeichnet
man den gesamten Zeitraum, in dem die Eierstöcke die Produktion der weiblichen Hormone Östrogen und Progesteron
nach und nach einstellen. Die hormonelle Umstellung setzt

im allgemeinen nach dem 40. Lebensjahr ein. Die Hirnanhangsdrüse (Hypophyse) versucht in dieser Zeit, die Produktion von Östrogen in den Eierstöcken »anzuheizen«, um die Funktion der Eierstöcke aufrecht zu erhalten. Das hormonelle Ungleichgewicht führt unter anderem dazu, daß die Monatsblutung unregelmäßig wird und schließlich ganz ausbleibt. Typische Wechseljahresbeschwerden sind Hitzewallungen, Schweißausbrüche, Frösteln, Herzjagen, Schlafprobleme, Reizbarkeit und nicht zuletzt depressive Verstimmungen.

Johanniskraut hält die Beschwerden in Schach

- Trinken Sie täglich morgens, mittags und am frühen Abend eine Tasse frisch aufgebrühten Johanniskrauttee.
- Oder nehmen Sie dreimal täglich 20 bis 30 Tropfen Johanniskrauttinktur zu den Mahlzeiten mit etwas Flüssigkeit ein.
- Trinken Sie zwei- bis dreimal täglich ein Glas Obst- oder Gemüsesaft, in dem Sie einen Eßlöffel voll Preßsaft aus frischem Johanniskraut (Apotheke oder Naturkostladen) verrührt haben.
- Nehmen Sie drei- bis viermal täglich einen Teelöffel voll Johanniskrautpulver oder je drei pulverhaltige Dragees (Tagesdosis bis 3600 Milligramm) ein. Enthalten die Dragees oder Kapseln Extrakte von Johanniskraut, sollte die Tagesration zwischen 300 und 900 mg Gesamtextrakt betragen.
- Eine Kombination aus Johanniskraut- und Traubensilberkerzenextrakt (Cimicifuga) hat sich hervorragend bewährt. Diese Mischung (gibt es als Fertigpräparat) wirkt ausgleichend auf Verstimmungszustände, Niedergeschlagenheit, innere Anspannung, Reizbarkeit, Schlaflosigkeit, Konzentrationsschwäche, Angst sowie nervöse Unruhe. Die in Nordamerika heimische Traubensilberkerze (sie heißt bei uns auch Wanzenkraut) bessert zugleich die durch die Hormonumstellung ausgelösten Hitzewallungen und Schweißausbrüche.
- Salbei und Johanniskraut ist ein traditionelles Duo, das ebenfalls die plötzlichen Hitzewallungen und Schweißausbrüche in Schach hält.

- Gönnen Sie sich mindestens einmal in der Woche ein warmes 15minütiges Wannenbad mit einem kräftigen Schuß Johanniskrautöl. Geben Sie etwas Neutralseife dazu, damit sich das Öl gut im Wasser verteilt.
- Reiben Sie sich einmal in der Woche von Kopf bis Fuß mit lauwarmen Johanniskrautöl ein.
- Im übrigen können eine vernünftige und ausgewogene Ernährung mit viel Vollwertprodukten, Vitaminen, Mineralien und Spurenelementen sowie viel Bewegung an der frischen Luft die Wechseljahresbeschwerden wesentlich erleichtern.

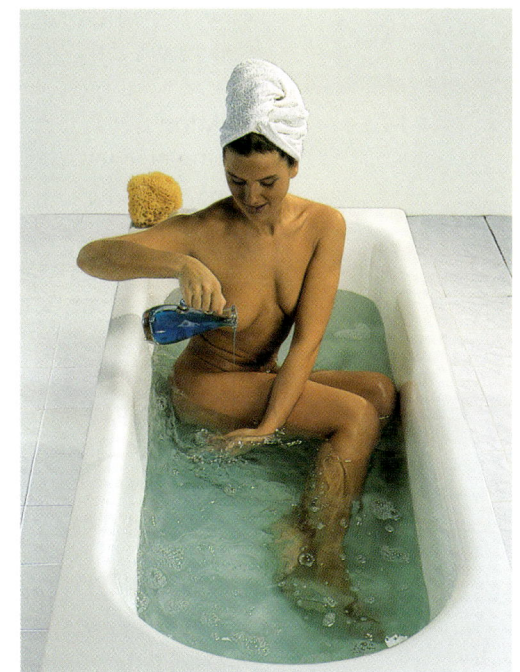

Bei Wechseljahresbeschwerden hilft ein warmes Wannenbad mit einem kräftigen Schuß Johanniskrautöl.

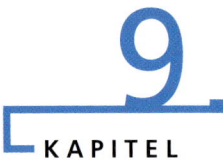

9

KAPITEL

Johanniskraut gegen Angststörungen

Wenn die Ängste übermächtig werden

Ganz plötzlich kriecht ein unbestimmbares Gefühl der Angst in einem hoch, das Herz schlägt bis zum Hals, die Kehle ist wie zugeschnürt, man ist sekundenlang wie gelähmt, fürchtet ohnmächtig zu werden...

Angststörungen gehören in der industrialisierten westlichen Welt mittlerweile zu den verbreitetsten psychischen Erkrankungen. Jeder zehnte Bundesbürger leidet, so haben Experten errechnet, irgendwann im Verlauf seines Lebens an einer Angststörung. Frauen sind davon doppelt so oft betroffen wie Männer.

Angst ist eine elementare Reaktion, die den Körper auf eine mögliche Gefahr hinweist und in höchste Alarmbereitschaft versetzt.

Dabei ist es eigentlich etwas ganz Normales, Panik, Furcht oder Angst zu haben. Wenn wir uns in irgendeiner Weise bedroht fühlen, ist dies eine elementar wichtige Gemütsreaktion. Denn es bewahrt uns davor, Risiken einzugehen und unser Leben zu gefährden. Diese »natürlichen« Angstgefühle können die Wahrnehmung stärken und Energien mobilisieren.

Angst ist ein Warnsignal des Organismus, das uns in einem gefährlichen Moment hilft, etwa wenn ein Feuer ausbricht, etwas Entscheidendes zu unternehmen oder die Flucht zu ergreifen.

Wohl jeder Mensch hat schon einmal mehr oder weniger dramatische Ängste in Situationen empfunden, in denen man besonders gefordert wird – vor einer Prüfung beispielsweise, beim Zahnarzt oder im Straßenverkehr.

Diese Angst ist aber im allgemeinen nicht von Dauer. Sobald der Grund dafür wegfällt, verschwindet auch die Angst. Je häufiger sich die Situation wiederholt, um so eher gewöhnen wir uns daran, mit der Folge, daß die Angst nach und nach abnimmt.

Wenn das Gefühl der Angst jedoch ohne erkennbaren Grund nicht nachläßt, entgleist oder so übermächtig wird, daß es das ganze Leben beeinträchtigt, dann sollte man etwas dagegen unternehmen. Denn unbehandelte Angststörungen verlaufen fast immer chronisch.

Leichte Formen der Angst, die beispielsweise im Gefolge von depressiven Verstimmungen auftreten, können Sie selbst – mit Hilfe von Johanniskraut – ganz allein in den Griff bekommen. Bei ausgeprägten Angststörungen ist es sehr wichtig, professionelle Hilfe von psychotherapeutisch ausgebildeten Ärzten in Anspruch zu nehmen. Das gilt vor allem dann, wenn Ihre Angstzustände schon über einen länger Zeitraum anhalten oder auch, wenn sie häufig wiederkehren.

Allgemein gilt

Ähnlich wie bei den depressiven Verstimmungen gibt es auch bei der Angst eine Vielzahl von physischen und psychischen Symptomen, von denen jedes für sich genommen ebenso bei allen möglichen Beschwerden und Krankheiten auftreten könnte.

Begleitsymptome der Angst

Im schlimmsten Fall schwinden plötzlich die Sinne, es wird schwarz vor Augen, die Umgebung und der eigene Körper wird nur noch verzerrt wahrgenommen (als gehörten einem Arme und Beine nicht mehr). In anderen Fällen löst die Angst Gefühle der Anspannung und Besorgnis aus, es fällt schwer, Entscheidungen zu treffen, die Konzentration läßt nach, man ist leicht verstimmt, schläft schlecht ein und wacht oft auf, leidet unter Alpträumen.

Körperliche Zeichen der Angst

Kopfbereich

Druckgefühl	Kribbeln
Schwindel	Erröten
Schmerzen	Erblassen
Ohrensausen	Mundtrockenheit
Weit geöffnete Pupillen	Muskelzucken
Taubheitsgefühle	

Hals- und Schultergürtel

Engegefühl am Hals	Verspannungen und
Schluckbeschwerden	Schmerzen in Nacken
(Kloß im Hals)	

Brustregion

Druckgefühle über dem	Herzstiche und Herzjagen
Brustbein	Bedürfnis zu seufzen oder
Unregelmäßiger Herz-	schwer zu atmen
rhythmus	

Bauchraum

Flaues Gefühl in der	Völlegefühl
Magengegend	Durchfall
Magenschmerzen	Ständiger Harn- und
Übelkeit und Erbrechen	Stuhldrang

Arme und Beine

Taubheitsgefühle	Kalte Füße
Schwitzen an den Achseln	Zittern in den Beinen
und Handinnenflächen	Weiche Knie

Weitere Anzeichen

Weitere Anzeichen

Erhöhter Adrenalinspiegel	Appetitlosigkeit
im Blut	Häufiges Gähnen

Die »krankhafte Angst« hat ein ganz bestimmtes Muster:

- Die angstbesetzten Gefühle und Gedanken, die körperlichen Zustände und die Verhaltensweisen sind keine natürliche Reaktion auf eine mögliche Bedrohung.
- Die Angst beeinträchtigt den Menschen in seiner Leistungsfähigkeit über Wochen und Monate.
- Der Betroffene ist selbst unfähig, die Angstzustände auf Dauer durch eigene Bewältigungsstrategien zu lösen oder auch nur zu mildern.

Behandlungsbedürftige Formen der Angst

Wer unter Panikattacken, Phobien oder anderen Ausprägungen von »krankhafter Angst« leidet, sollte sich auf jeden Fall in fachärztliche Behandlung begeben.

Panik – die plötzlichen Angstattacken

Diese überfallartig auftretenden Anfälle von Angst – ohne erkennbare Gefahr als Ursache – gehen meist mit Atemnot, einem Engegefühl in der Brust, Herzrasen und Herzstolpern, Zittern, Schweißausbrüchen, Taubheits- und Kribbelgefühlen, Übelkeit und Ohnmachtsgefühlen einher.

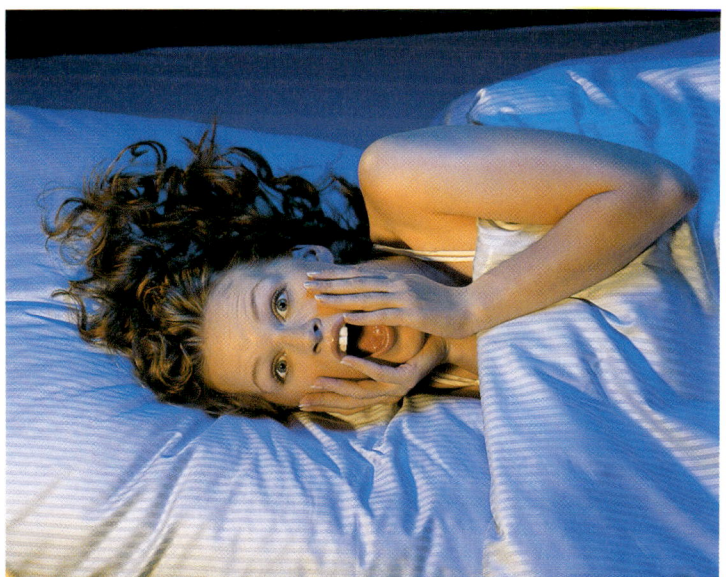

Panikattacken treten meist ohne erkennbaren äußeren Grund auf.

Die Betroffenen erleben die plötzlichen Attacken als massive Bedrohung für ihre Gesundheit. Sie haben Todesängste oder meinen verrückt zu werden. Panikanfälle müssen ärztlich behandelt werden.

Phobien – Ängste, die einengen

Die unbegründete, übersteigerte, unbeherrschbare Angst vor bestimmten Dingen und Situationen bezeichnet man als Phobie. Es sind weit über zweihundert Ausprägungen von Phobien bekannt.

Typische Phobien

Agoraphobie – Platzangst
Autophobie – Angst vor dem Alleinsein
Aviophobie – Angst vorm Fliegen
Dezidophobie – Entscheidungsangst
Hämotophobie – Angst vor Blut
Hydrophobie – Angst vor Wasser
Iatrophobie – Angst vor Ärzten
Keraunophobie – Angst vor Gewitter
Klaustrophobie – Angst vor geschlossenen Räumen
Nosophobie – Angst vor Krankheit
Nyktophobie – Angst vor der Nacht
Sophophobie – Angst vor dem Lernen
Thanatophobie – Angst vor dem Sterben

Typisch für eine Phobie ist, daß die Betroffenen zumeist selbst wissen, daß die Ängste irreal sind; dennoch können sie sie nicht überwinden. Mitunter steigern sich auch die Phobien zu Panikattacken. Doch im allgemeinen kommen die Menschen mit ihren Phobien zurecht, indem sie der angsterzeugenden Situation ausweichen. Als behandlungsbedürftige Krankheit wird die Phobie erst eingestuft, wenn sie das normale Alltagsleben erheblich beeinträchtigt.

Allgemeine Ängste – das Leben ist lebensgefährlich

Manche Menschen haben ganz allgemeine »generalisierte« Angststörungen (früher hießen sie Angstneurosen). Bei ihnen ist kein konkreter Anlaß zu erkennen, der die spontane Angst auslöst. Sie werden ständig von dem Gefühl beherrscht, daß jeden Augenblick etwas Schlimmes passieren könnte. Sie haben Angst vor Krankheit, vor Verarmung, vor dem Verrücktwerden, vor der Zukunft. Sie sind ständig äußerlich und innerlich angespannt, sie sind leicht erregbar, äußerst nervös und leiden unter den verschiedensten Befindlichkeitsstörungen wie Kopfschmerzen, Schlafstörungen, Magen- Darm-Beschwerden. Die Angst ist nicht so intensiv wie bei den Panikattacken, doch sie kommt anscheinend in Wellen und dauert länger an.

Zwangsneurosen und posttraumatische Störungen

Anderen Angstneurotikern drängen sich immer wieder neue beunruhigende Ideen (Verfolgungswahn) auf. Oder die ängstliche Anspannung ist mit dem unbezähmbaren Verlangen verbunden, ständig die gleichen Handlungen auszuführen, wie zwanghaftes Zählen oder Händewaschen. Bei diesen Angstneurosen ist in der Regel eine Kombination aus psychotherapeutischer und medikamentöser Behandlung erforderlich.

Wichtig

Ob es sich bei den Ängsten um anfallsweise Panikattacken oder generelle Ängste handelt, zwei charakteristische Merkmale sind bei allen Störungen gleich:
1. Die Betroffenen versuchen, die Auslöser der Angst zu vermeiden oder sich ihnen gedanklich zu entziehen.
2. Es besteht immer eine körperliche Erregung, die als beunruhigend empfunden wird.

Warum entsteht Angst überhaupt?

■ Rein physiologisch scheint es so zu sein, daß bei angstanfälligen Menschen die Erregungsschwelle des zentralen Nervensystems niedriger ist als normal. Bei ihnen ist das Gleichgewicht bestimmter chemischer Substanzen (Neurotransmitterhaushalt) im Gehirn gestört. Die Angstgefühle führen zu einer gesteigerten Hirntätigkeit und regen damit das sympathische Nervensystem an, was wiederum die körperlichen Symptome (wie Zittern, Herzklopfen) in Gang setzt. Angstpatienten sind zwar schnell auf hundertachtzig, brauchen andererseits länger, um sich auf neue Situationen einzustellen. Sie erleben die Angst aufgrund der körperlichen Begleiterscheinungen wie Herzrasen oder Schwindelgefühle als besonders bedrohlich.

- Nach einer umstrittenen These sind Ängste womöglich auf eine Fehlfunktion im Innenohr zurückführen, das den Gleichgewichtssinn steuert. Wer unter Höhen-, Fall- und Platzangst leidet, könnte folglich nach Konsultation eines Ohrenarztes oder Neurologen den Ursachen seiner Ängste auf die Spur kommen.

- Angst kann sich im Verlauf einer körperlichen oder hirnorganischen Veränderung entwickeln:
Schilddrüsenüberfunktion, Herzangstzustände (Angina pectoris), epileptische Angstzustände, Schädel-Hirn-Verletzungen, Arterienverkalkung und Folgen von Alkohol- und Drogenmißbrauch können Angstzustände auslösen. Ebenso kann Angst bei Psychosen (Schizophrenie, manisch-depressive Erkrankungen, Angstpsychose) und endogener Depression das beherrschende Symptom sein.

- Psychoanalytiker nehmen an, daß unterdrückte und nicht verarbeitete Erfahrungen aus der Kindheit (Trennungs- oder Verlustängste) die Angstgefühle wachrufen. Es können aber auch andere unbewußte Konflikte dahinterstecken.

- Verhaltenspsychologen sehen in der Angst eine erlernte Reaktion, beispielsweise auf Schmerz oder seelische Pein. Die Psyche behält die angstauslösenden Ereignisse in Erinnerung und reagiert bei ähnlichen Situationen mit dem gleichen Verhaltensmuster.

- Familiäre Disposition: Auffällig ist auch, daß Phobien innerhalb der Familie weitergegeben werden. Wenn ein Elternteil eine Phobie hatte, wird dem Nachwuchs die Neigung zur Phobie praktisch in die Wiege gelegt, wobei es sich nicht um die gleiche Phobie handeln muß. .

- Auch die Angst selbst kann wiederum Angst erzeugen. Wenn die Symptome der Angst, wie Herzrasen oder

Schwindelgefühle, als Vorboten einer nächsten Angstattacke empfunden werden, wächst die innere Erregung, der Blutdruck steigt, das Unbehagen nimmt zu, die Angst macht sich breit...

- Schon der Gedanke an eine bedrohliche Situation, etwa an einen Herzinfarkt, kann bei ängstlichen Menschen dazu führen, daß das Herz tatsächlich schneller schlägt und sie ein Stechen im Brustkorb spüren.
- Schwerwiegende Erlebnisse (posttraumatische Streßreaktionen), zum Beispiel ein Unfall oder eine Vergewaltigung, können massive Angststörungen auslösen.

Haben Sie Angst oder fürchten Sie sich?

Psychologen unterscheiden zwischen Angst und Furcht. Unter **Angst** verstehen sie das Gefühl der Bedrohung, auch wenn keine konkrete Gefahr besteht (z.B. Angst, die Wohnung zu verlassen). **Furcht** hingegen ist benennbar und konkret, der Situation angemessen (z. B. die Furcht des Nichtschwimmers, sich ohne Schwimmweste in ein Kanu zu setzen).

Beachten Sie

> Wenn Sie unter Angststörungen leiden, ist das noch kein Grund zu verzagen, denn Angstanfälle sind beherrschbar.

Was therapeutisch bei Angststörungen machbar ist

Nach allem, was die Fachwelt inzwischen über die Angststörungen herausgefunden hat, spielen die Ursachen der Krankheit für das Ausmaß der Ängste eine geringere Rolle, als allgemein angenommen wird. Das hat dazu geführt, daß inzwischen mehr und mehr verhaltenstherapeutisch gegen die Angst angegangen wird.

Ein Patient mit Agoraphobie, dem beim Gedanke an einen belebten Marktplatz schon der kalte Schweiß ausbricht, wird behutsam mit der angstauslösenden Situation konfrontiert. Die Angst wird praktisch mit der Angst bekämpft. Zunächst begleitet der Therapeut den Patienten, zieht sich dann aber mehr und mehr zurück, bis der Patient in der Lage ist, selbst den öffentlichen Platz ohne Angstgefühle zu betreten.

Um den Einstieg in solch eine Konfrontationstherapie zu erleichtern und abzukürzen, setzen manche Ärzte angstlösende Psychopharmaka ein. Andere Mediziner verordnen schnellwirkende Medikamente nur im Akutfall zur Beruhigung. Auf lange Sicht ist es gerade bei leichteren Ängsten, die beispielsweise bei depressiven Verstimmungen auftreten, allemal besser, auf sanfte und nebenwirkungsarme Phytopharmaka wie Johanniskrautextrakte zurückzugreifen. (Auch die kavapyronreichen Extrakte aus dem Kava-Kava-Wurzelstock haben nachweislich angstlösende Effekte – ihnen fehlt jedoch die stimmungsaufhellende Komponente.)

Tip

Wenden Sie sich zusätzlich an einen möglichst psychotherapeutisch arbeitenden Arzt, wenn es Ihnen nicht gelingt, die Angststörungen aus eigener Kraft in den Griff zu bekommen. Bei schweren Angstzuständen sollte in jedem Fall eine medizinische Betreuung an erster Stelle stehen.

Warum Psychopharmaka oft nicht in Frage kommen

Auch wenn es hier und da geübte Praxis ist: Bei leichten Angststörungen ist es meist nicht erforderlich, schwere pharmazeutische Geschütze aufzufahren. Einige der chemischen Mittel drosseln die Erregungs- und Unruhezustände, verlangsamen die Denkfähigkeit und erzeugen in höherer Dosierung oft Benommenheit. Sie ermöglichen die körperliche und geistige Entspannung, indem sie die Aktivität der Gehirnnerven einschränken. Manchmal werden diese Mittel auch bei Schlafstörungen verabreicht.

Andere Psychopharmaka, die Ärzte zur Beruhigung einsetzen, haben den Nachteil, daß sie die Konzentration und Aufmerksamkeit beeinflussen. Wer beispielsweise Angst hat, Auto zu fahren oder an den Arbeitsplatz zu gehen, wird allein schon wegen der dämpfenden Medikamentenwirkung beides nicht tun können – es wird für die Angstpatienten also noch schwerer, sich den Anforderungen des Alltags zu stellen. Zusätzlich besteht bei nachlassender Wirkung der Medikamente die Gefahr, daß es zu einer heftigen Gegenreaktion des Körpers kommt, so daß ein noch stärkerer Angstanfall droht.

Johanniskraut mildert die Ängste, ohne zu dämpfen

Die beruhigenden und entspannenden Eigenschaften von *Hypericum perforatum* können sanft und praktisch ohne Nebenwirkungen die Angstgefühle lindern. Darüber hinaus hilft Johanniskraut bei Ruhe- und Schlaflosigkeit (siehe Seite 111ff.), die häufig mit der Angst einhergehen. Auch körperliche Symptome wie Zittern und Herzklopfen verschwinden, hinzu kommt die stimmungsaufhellende Wirkung des gelbblühenden Krautes, das vor allem Angstgefühle mildert, die mit depressiven Verstimmungen einhergehen.

Die besten Rezepte gegen die Angst

- Trinken Sie kurmäßig mindestens sechs Wochen lang morgens und am frühen Abend je ein bis zwei Tassen frisch aufgebrühten Johanniskrauttee in kleinen Schlucken.
- Nehmen Sie zwei- bis dreimal täglich 20 bis 30 Tropfen Johanniskrauttinktur mit etwas Flüssigkeit vor dem Essen ein.
- Nehmen Sie zwei- bis dreimal täglich vom Preßsaft aus frischem Johanniskraut (Apotheke oder Naturkostläden) einen Eßlöffel voll – in Obst- oder Gemüsesaft verrührt – nach den Mahlzeiten ein.
- Nehmen Sie drei- bis viermal täglich einen Teelöffel voll Johanniskrautpulver oder drei pulverhaltige Dragees (Tagesdosis bis 3600 Milligramm) oder Johanniskrauttrockenextrakt (Tagesdosis etwa 900 Milligramm) vor dem Essen ein.
- Nehmen Sie Johanniskrautkapseln unzerkaut mit etwas Flüssigkeit ebenfalls vor den Mahlzeiten ein.
- Nehmen Sie einmal in der Woche ein warmes Vollbad mit flüssigen Johanniskrautextrakten (Öl oder Teeaufguß).
- Geben Sie täglich 4mal 4 Tropfen von der Kalifornischen Blütenessenz »St. John's Wort« unter die Zunge. Lassen Sie das Mittel einen Moment im Mund wirken, bevor Sie es

runterschlucken. Auf die Blütenessenz aus Johanniskraut sollen vor allem sehr dünnhäutige und sensible Menschen ansprechen, die unter starken nächtliche Ängsten und Alpträumen leiden. Ebenso Kinder, deren Ängste sich in Form von Bettnässen und Schlafwandeln äußern. Außerdem wird sie von Heilpraktikern speziell bei großer Angst vor dem Feuer eingesetzt. Sie können einige Tropfen von dem Mittel auch ins Badewasser geben.

■ Verteilen Sie zusätzlich zur inneren Anwendung von Johanniskrautzubereitungen einen Schuß angewärmtes Johanniskrautöl auf der Schulter-Nacken-Partie. Massieren Sie mit kreisenden Bewegungen das Öl leicht ein. Wenn die Angstgefühle von körperlichen Mißempfindungen begleitet sind, reiben Sie von Zeit zu Zeit die betreffende Körperregion ein.

Johanniskraut wirkt – allein oder in Kombination mit Baldrian, Hopfen oder Melisse – hervorragend gegen verschiedene Angstzustände.

■ Diese Pflanzenmittel sind Klassiker bei der Angstbekämpfung: Baldrian, Hopfen und Melisse. Sie lassen sich (am besten jedes für sich) gut mit Johanniskraut kombinieren oder abwechselnd verwenden. In jüngster Zeit hat jedoch der Extrakt aus dem polynesischen Kava-Kava-Wurzelstock in mehreren Studien seine angstlösende Wirkung bewiesen. Wie beim Johanniskraut wirken seine Pflanzenstoffe nicht nur gegen Ängste, sondern verbessern auch den Schlaf. Allerdings gibt es keine Untersuchungen, die die therapeutische Wirkung von Kava-Kava bei Patienten mit generalisierten Angststörungen und Panikstörungen untersucht. Die Dosis liegt bei dreimal täglich 100 mg Trockenextrakt. In der Apotheke gibt es auch fertige Kombinationspräparate, die diese beiden Wirkstoffe enthalten.

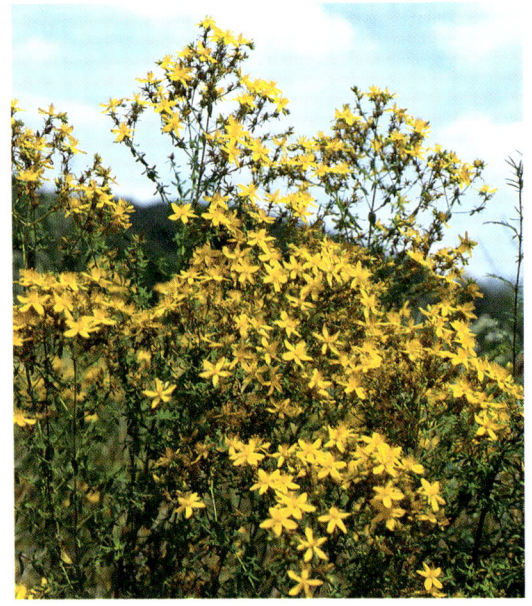

■ Bevor sie zu einem Psychotherapeuten gehen, lassen sie sich von Ihrem Hausarzt gründlich untersuchen.

Was Sie sonst noch tun können

Gehen Sie Schritt-für-Schritt vor

Schreiben Sie die angstauslösenden Reize oder Situationen auf. Ordnen Sie die Ängste so an, daß die geringste Angst das eine und die größte Angst das andere Ende der Liste bildet. Versuchen Sie zunächst die Situation zu bewältigen, die die geringste Angst auslöst. Gehen Sie ganz behutsam vor, lassen Sie sich Zeit und belohnen Sie sich, sobald Sie Ihre Ängste erfolgreich überwunden haben. Doch denken Sie daran: Stecken Sie Ihre Ziele nicht zu hoch. Wenn Sie beispielsweise Angst vor Hunden haben, suchen Sie sich für erste Annäherungsversuche einen verspielten Welpen und keinen ausgewachsenen Kampfhund aus.

> Tasten Sie sich behutsam an angstauslösende Situationen heran.

Werfen Sie die Flinte nicht gleich ins Korn, wenn es mit dem Angstbewältigungstraining nicht auf Anhieb klappt. Setzen Sie sich nicht unter Druck. Sie können jederzeit einen neuen Anlauf nehmen.

Laufen Sie Ihrer Angst davon

Um die Psyche zu entlasten, müssen Sie keine Marathonläufe absolvieren, sondern es reicht, wenn Sie sich regelmäßig zu Fuß in der Natur bewegen. Die frische Luft wirkt wie eine erfrischende Sauerstoffdusche auf das Gehirn und den gesamten Organismus. Versuchen Sie, eine Weile kontinuierlich und rhythmisch zu gehen und dabei jeweils vier Schritte lang tief ein- und auszuatmen.

Essen Sie abwechslungsreich, aber nicht zuviel

Achten Sie darauf, daß Ihre Nahrung ausreichend Vitamine und Mineralstoffe enthält. Ein Mangel an B-Vitaminen wird von (Orthemolekular-)Medizinern nicht nur mit depressiven Verstimmungen, sondern auch mit Angstzuständen in Verbindung gebracht. Viel B-Vitamine stecken in Vollkornprodukten, Naturreis, Bierhefe, Fleisch, Fisch und Milchprodukten.

> Nehmen sie genügend Vitamine der B-Gruppe zu sich.

Trinken Sie nicht zuviel koffeinhaltige Getränke: Reichlicher Genuß von Kaffee, schwarzem Tee, Cola und Schokolade kann bei Menschen, die zu Angstattacken neigen, panikähnliche Symptome auslösen.

Nutzen Sie die gesunden Kräfte des Wassers

Um die Angst zu vertreiben, eignen sich bewährte Anwendungen nach Pfarrer Kneipp, die die körpereigene Abwehr mobilisieren und dem strapazierten Nervenkostüm guttun:

- Waschen Sie täglich den ganzen Körper mit kaltem Wasser ab oder begießen Sie Arme und Beine mit kaltem Wasser.
- Tauchen Sie beide Füße fünf Minuten lang in sehr warmes Wasser. Das dämpft die mit der Angst einhergehende Erregung.

Entspannen Sie sich

Erlernen Sie in angstfreien Zeiten eine Entspannungsmethode wie Yoga, autogenes Training oder progressive Muskelentspannung. Das hilft Ihnen, wenn es drauf ankommt, die Angst zu beherrschen.

- Eine einfache Entspannungstechnik ist, die Hände mehrere Male zu Fäusten zu ballen, einige Sekunden kräftig anzuspannen und wieder los zu lassen.
- Achten Sie immer wieder mal beim Einatmen darauf, daß der Bauch sich ausdehnt (wie ein Luftballon, der aufgeblasen wird) – und beim Ausatmen spürbar zurückweicht.

Sprechen Sie mit anderen Menschen

Schildern Sie Menschen, denen Sie vertrauen können, Ihre Seelennot. Erklären Sie ihnen, in welchen Situationen Sie in Angst oder Panik geraten. Oftmals wird schon bei einer Aussprache klarer, wo das Problem liegt und wie man es lösen könnte. Selbsthilfegruppen können hier ebenfalls ein Anlaufstelle sein.

- Wenden Sie sich an einen Psychiater, Psychoanalytiker oder Verhaltenstherapeuten, wenn Sie es aus eigener Kraft nicht schaffen, angstauslösende Konflikte und Probleme zu bewältigen.

Johanniskraut bei Nervosität und Unruhe

Wenn die Nerven verrückt spielen

Das sind nur die Nerven – damit erklärt sich manch einer, warum er bei den geringsten Anlässen überempfindlich oder gereizt reagiert, sich einfach viel zu schnell aufregt, andererseits ohne ersichtlichen Grund häufig müde und erschöpft ist und obendrein nur schlecht einschlafen kann. Wenn Sie im unpassendsten Moment schweißnasse oder zittrige Hände bekommen, manchmal regelrecht nach Luft schnappen müssen oder häufig von Kopfschmerzen geplagt werden, dann muß trotz der unangenehmen und oft heftigen Symptome nicht zwangsläufig gesundheitlich etwas im argen liegen.

Diese körperlichen Erscheinungen sind vielmehr, wie bei Angst auch (siehe Seite 90), lediglich ein äußeres Zeichen dafür, daß der Organismus auf bestimmte Situationen, Reize oder Veränderungen reagiert. Dieser natürliche Mechanismus soll uns schützen oder unsere Kräfte mobilisieren, damit wir schwierige Problemstellungen bewältigen können. Hektik im Straßenverkehr, Sorgen um die Kinder, den Arbeitsplatz, Ärger mit dem Chef, Prüfungsängste ... Ob im Beruf oder im privaten Alltag, überall sind wir mehr oder weniger starkem psychosozialem Streß ausgesetzt. Je nachdem, wie belastbar – körperlich und psychisch – ein Mensch ist, um so eher kann er die Anforderungen bewältigen oder damit leben.

Das vegetative Nervensystem, das für die Grundfunktionen des Organismus zuständig ist, läßt sich normalerweise durch eine kleine oder größere Unbill nicht irritieren. Und in der Regel klingen die Symptome ab, sobald eine Streßsituation ausgestanden ist.

Müde und schlapp, weil Streß an den Nerven zerrt

Allerdings ist das stabilste Nervensystem den Strapazen nicht gewachsen, wenn der Streß auf Dauer anhält oder immer wiederkehrt. Zunehmende Arbeitslosigkeit, steigender Leistungsdruck für diejenigen, die Arbeit haben, zu große seelische

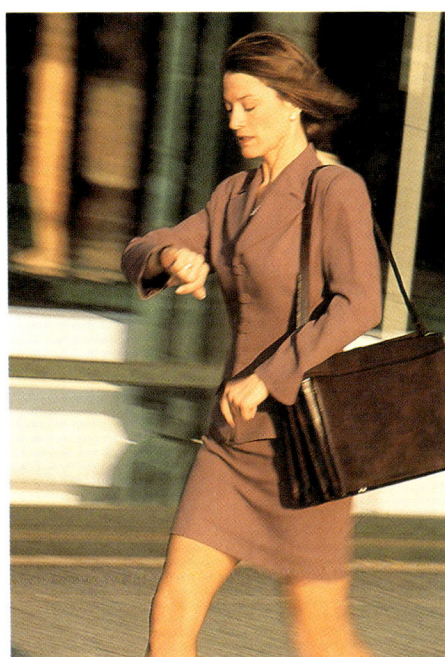

Belastungen oder partnerschaftliche Probleme können ebenso wie permanente optische und akustische Reizüberflutung enorme »Stressoren« für das vegetative Nervensystem sein. Ebenso kann ständige Überforderung durch andere oder sich selbst, indem man sich zu hohe Ziele steckt, so stark an den Nerven zerren, daß der Organismus schlapp macht.

Doch die Dauer und Intensität des Stresses ist es nicht allein. Es spielt auch eine Rolle, wie der Einzelne mit den Problemen, die sich ihm stellen, umgeht. Die Möglichkeiten und Fähigkeiten, Lösungen zu entwicklen, sind individuell sehr unterschiedlich ausgeprägt und hängen auch vom sozialen Umfeld ab.

Selbst das stabilste Nervenkostüm ist ständigem Streß nicht gewachsen.

Nicht jede schwierige Situation (wie Arbeitslosigkeit oder ernste Krankheit) muß automatisch das Nervenkostüm beschädigen. Manche Menschen stecken psychosoziale Belastungen und Konflikte leichter weg, indem sie bewußt oder unbewußt Strategien gegen den negativen Streß (durch sportliche Betätigung beispielsweise) entwickeln. Andere jedoch sind in ihren Reaktionsmöglichkeiten schlichtweg überfordert. Oder sie sind einfach empfindsamer als ihre Mitmenschen und haben daher Mühe, sich auf die schwierige Situation einzustellen.

Rastlos und aufgeregt, weil die Nerven überreizt sind

Andererseits kann eine »körperliche Rastlosigkeit und emotionale Aufgeregtheit«, die für eine Nervosität charakteristisch ist, auf einer Überreaktion des vegetativen Nervensystems beruhen. Dieses vom Willen nahezu unabhängig funktionierende Nervensystem, das den ganzen Körper durchzieht und Eingeweide vom Gehirn bis zum Gedärm, Blutgefäße und Drüsen mit Nerven versorgt, hält das innere Milieu des Organismus im Gleichgewicht. Und es steuert, ohne daß wir uns dessen bewußt sind, die Reaktion des Organismus auf die wechselnden Einflüsse von außen.

Dazu zieht es an zwei Strängen: dem Sympathikus und Parasympathikus. Der **Sympathikus** aktiviert die Funktionen, er richtet sie darauf aus, Leistung und Energie zu verbrauchen. Bei erhöhter körperlicher Leistung konzentriert er die verfügbare Energie auf die unmittelbar beteiligten Organe (wie Atmung, Kreislauf, Schweißabsonderung) und dämpft die Aktionen des Verdauungsapparates. Er schöpft in Streß- und lebensbedrohlichen Situationen die letzten Energiereserven aus.

Funktion des vegetativen Nervensystems

Der **Parasympathikus** hingegen dämpft die Aktivitäten der Organe, versucht Energie einzusparen, sorgt für Entspannung und Erholung. In Ruhezeiten, etwa wenn Sie schlafen, fördert er die Funktionen des Verdauungsapparates, regt den Stoffwechsel an und speichert neue Energie.

Um ihre Aufgaben zu erfüllen, setzten die beiden Gegenspieler an dem betreffenden Organ unterschiedliche Überträgersubstanzen frei. Im wesentlichen ist das beim Sympathikus das Hormon Adrenalin und beim Parasympathikus das Gewebshormon Acetylcholin.

Schon bei den geringsten äußeren Einflüssen, wie Wärme, Kälte, Zorn, Freude, stellt sich das vegetative, vom Willen (fast ganz) unabhängig arbeitende Nervensystem automatisch auf die neue Situation ein, indem es bestimmte lebenserhaltende Funktionen verändert. (Das vegetative oder »autonome« Nervensystem arbeitet, wie man heute weiß, nicht völlig unabhängig. Es ist, zum Beispiel über das Autogene Training, durchaus beeinflußbar. Wie überhaupt mit der Kraft der Gedanken letztlich alle Funktionen des Körpers positiv oder negativ beeinflußt werden können.)

Solange der Regulationsmechanismus reibungslos funktioniert, fühlen wir uns trotz widriger Umstände in unserer körperlichen und seelischen Gesundheit nicht beeinträchtigt. Erst wenn das harmonische Zusammenspiel zwischen den beiden Nervensträngen gestört ist und der Körper mit der Produktion der erforderlichen Substanzen nicht mehr nachkommt oder überreagiert und zuviel produziert, bekommen wir das deutlich zu spüren. Das Ergebnis der Fehlsteuerung: Der Körper wehrt sich. Zunächst macht sich das mit nervöser Unruhe und/oder nervöser Erschöpfung bemerkbar.

Nervosität – was ist das eigentlich?

Was wir umgangssprachlich als »Nervosität« bezeichnen, nennen Mediziner übrigens »Pseudoneurasthenisches Syndrom« (gr. astheneia = Schwäche). Der Begriff umfaßt den übermäßig gesteigerten Antrieb mit einer rasch nachfolgenden Erschöpfung.

Gegen diese Form der Nervosität und Erschöpfung können Sie mit Hilfe von Johanniskraut und ein paar kleinen Korrekturen am gewohnten Alltagstrott gut etwas unternehmen. Das »echte« Neurasthenische Syndrom hingegen, bei dem es um eine krankhafte Erregung und Erschöpfung geht, muß unbedingt ärztlich diagnostiziert und behandelt werden. (Es kann unter anderem ein Zeichen chronischer Vergiftungen oder schwerer psychischer Erkrankungen sein.)

Vegetative Dystonie – der Körper reagiert

Die Fehlsteuerung des vegetativen Nervensystems zieht weitere körperliche und seelische Beschwerden nach sich.

Die Fehlsteuerung des vegetativen Nervensystems macht sich zunächst mit Unruhe (man ist ständig auf dem Sprung) bemerkbar, man kann nicht abschalten, fühlt sich gestreßt, überfordert und abgeschlagen. Es kommen über kurz oder lang weitere körperliche und seelische Beschwerden hinzu: Herzrhythmusstörungen, kalte Hände und Füße, Kopfschmerzen, Nackenverspannung, ein trockener Mund, Magendruck, Verdauungsprobleme, Atemnot, Zittrigkeit, Schwindel, Konzentrationsschwäche, Mutlosigkeit bis hin zu sexueller Lustlosigkeit, Schlafstörungen und Wetterfühligkeit.

Charakteristisch ist die Vielfalt der Befindensstörungen. Da sie das Ergebnis einer Fehlsteuerung sind und mit keiner (erkennbaren) Erkrankung zusammenhängen, beschreiben Ärzte dieses Phäomen als »vegetative Dystonie«. Das ist wohlgemerkt keine eigenständige Krankheit, sondern der Ausdruck seelisch bedingter nervöser Störungen.

Lassen Sie sich gründlich untersuchen

Falls Sie eines oder auch mehrere der genannten Streßsymptome haben, sollten Sie sich vom Arzt von Kopf bis Fuß untersuchen lassen. Dazu gehört auch eine Kontrolle Ihrer inneren Werte (Blutbild, Leber- und Nierenwerte, Lungenfunktionsprüfung). Die ärztliche Untersuchung soll sicherstellen, daß keine ernste organische Erkrankung dahintersteckt.

Tip

Ab dem 35. Lebensjahr können Sie übrigens alle zwei Jahre einen routinemäßigen Gesundheits-Checkup vom Hausarzt oder Internisten machen lassen. Die Krankenkassen übernehmen die Kosten.

Sind alle Untersuchungsergebnisse »ohne Befund«, können Sie davon ausgehen, daß Ihre Beschwerden »reine Nervensache« sind. Das aber bedeutet nicht, daß Sie die lästigen und unangenehmen Erscheinungen als gegeben hinnehmen sollten. Denn die Funktionsstörungen machen die Organe auf lange Sicht anfällig für Erkrankungen. Die unausgewogene Produktion von Streßhormonen schwächt das körpereigene Abwehrsystem, ist ein Risiko für Herz und Kreislauf, beeinflußt das Drüsen- und Sexualsystem, fördert Muskel- und Gelenkerkrankungen sowie Atemwegserkrankungen, behindert eine geregelte Verdauung und bringt das körperlich-seelische Gleichgewicht ins Wanken.

Nutzen Sie die nervenstärkenden Pflanzenkräfte

Sie können praktisch mit allen Johanniskrautzubereitungen etwas für Ihr angegriffenes Nervenkostüm zu tun. Die nervenstärkende und entspannende Wirkung der Heilpflanze wird Ihnen fürs erste helfen, die Widrigkeiten leichter wegzustecken. Um das Nervensystem auf Dauer zu stabilisieren, ist es allerdings erforderlich, daß der alltägliche Streß auf ein erträgliches Maß schrumpft. Dazu bedarf es oftmals einer Neuordnung der Lebensumstände in allen Bereichen. Manchmal reicht es aber auch schon, dem Nervensystem täglich ausreichend lange Ruhephasen zu gönnen.

Tip

Ausreichender Schlaf, kein Alkohol und Nikotin – wer diese ärztlichen Standardempfehlungen beherzigt, ist schon auf dem besten Weg, eine wirksame Strategie gegen eine schädigende nervliche Überreizung zu entwickeln.

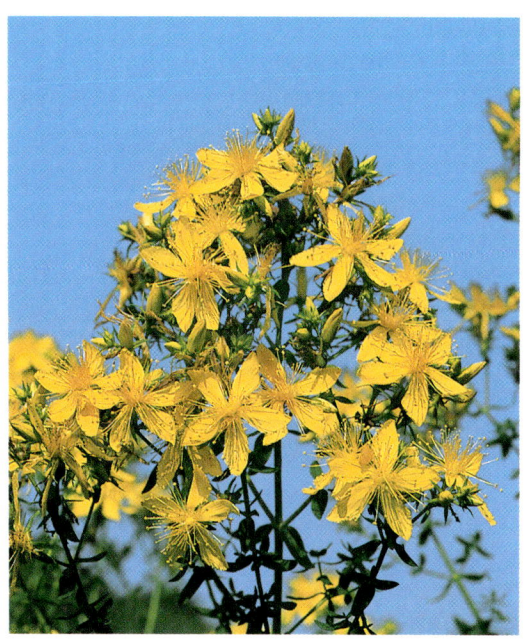

Um es noch einmal zu sagen: Es wird immer wieder versucht, einzelnen Inhaltsstoffen im Johanniskraut beispielsweise eine nervenkräftigende Wirkung zuzuordnen, etwa dem Hypericin oder dem Quercetin und Quercitrin. Bei der Herzschwäche, so wird vermutet, könnten die Procyanidine wirksam sein, die man auch im Weißdorn (Crategus) nachgewiesen hat. Da es aber der Wissenschaft beim Johanniskraut (wie auch bei vielen anderen Heilpflanzen) bislang noch nicht gelungen ist, sämtliche Inhaltsstoffe nachzuweisen, sind das vorerst nur Spekulationen (siehe auch Seite 23ff.).

Die verschiedenen Johanniskrautzubereitungen wirken stärkend und beruhigend auf Ihre angegriffenen Nerven.

Heilpflanzen sind Vielstoffgemische, die in ihrer Gesamtheit wirken. Wichtig ist für die umfassende Wirkung – das gilt für die selbsthergestellten Zubereitungen und vor allem auch für die fertig gekauften Mittel – daß alle (oberirdischen) Teile der Pflanze verwendet werden.

Die besten Rezepte gegen Nervosität und Unruhe

■ Trinken Sie kurmäßig mindestens sechs Wochen lang morgens und am frühen Abend je ein bis zwei Tassen frisch aufgebrühten Johanniskrauttee in kleinen Schlucken.

■ Nehmen Sie zwei- bis dreimal täglich 20 bis 30 Tropfen Johanniskrauttinktur mit etwas Flüssigkeit vor dem Essen ein.

■ Nehmen Sie zwei- bis dreimal täglich vom Preßsaft aus frischem Johanniskraut (Apotheke oder Naturkostläden) einen Eßlöffel voll – in Obst- oder Gemüsesaft verrührt – nach den Mahlzeiten ein.

■ Nehmen Sie drei- bis viermal täglich einen Teelöffel voll Johanniskrautpulver oder drei pulverhaltige Dragees (Tagesdosis bis 3600 Milligramm) oder Johanniskrauttrockenextrakt (Tagesdosis etwa 900 Milligramm) vor dem Essen ein.

■ Nehmen Sie Johanniskrautkapseln unzerkaut mit etwas Flüssigkeit ebenfalls vor den Mahlzeiten ein.

■ Eine Praxisstudie hat gezeigt, daß Patienten, die hochdosierte Johanniskrautextrakte einnahmen, weniger Schmerzmittel brauchten. Das betraf vor allem Unterleibsbeschwerden bei Frauen, migräneartige Kopfschmerzen, Schmerzen im Magen-Darm-Bereich sowie Muskel- und Gelenkschmerzen.

■ Nehmen Sie ein warmes Vollbad mit Zugabe von einem Schuß Johanniskrautöl.

■ Legen Sie sich bei Nackenschmerzen ein mit warmem Johanniskrauttee getränktes Tuch für einige Minuten auf die verspannte Stelle. Wiederholen Sie nach dem Abkühlen zwei-, dreimal den Vorgang.

■ Massieren Sie ab und an die Herzgegend behutsam mit Johanniskrautöl.

Kombinationen, die an die Nerven gehen

■ Traditionelle Pflanzenkombination zur allgemeinen Beruhigung: Johanniskraut und Baldrian.

■ Bewährte nervenstärkende Teemischungen mit Johanniskraut: Passionsblume, Grüner Hafer, Melisse und Hopfen. Um eine ausreichende Wirkung der einzelnen Inhaltsstoffe zu erzielen, ist es zweckmäßig, Johanniskraut mit nur einer Pflanze zu mischen.

- Einige Tee- oder Extraktmischungen gibt es fix und fertig zu kaufen: z. B. Melisse, Baldrian und Johanniskraut.
- Altes Hausmittel zur Nervenberuhigung:
  Mischen Sie je 3 EL Johanniskraut, Melissenblätter, Weißdornblüten mit 2 EL Hopfenzapfen, 1 EL Baldrianwurzel und einer Handvoll Hagebutten.
  Übergießen Sie zwei bis drei Eßlöffel dieser Mischung mit einem viertel Liter siedendem Wasser.
  Lassen Sie das Ganze 10 bis 15 Minuten ziehen und seihen Sie dann ab.
  Trinken Sie diesen Tee eine Stunde vor dem Schlafengehen.
- Nervöse Herzbeschwerden lindert ein Tee oder Frischpflanzensaft aus Johanniskraut und Weißdorn.

Was Sie sonst noch tun können

- Die strapazierten Nerven brauchen vitaminreiche, ausgewogene Kost. Ganz wichtig sind dabei die Nervenvitamine der B-Gruppe. Essen Sie viel Vollkornprodukte, Naturreis, Weizenkeime und Nüsse. Auch Fische, Geflügelfleisch und Trockenhefe steuern wichtige B-Vitamine bei.
- Verwenden Sie für Salate nur hochwertige Pflanzenöle (Oliven-, Sonnenblumen- oder Erdnußöl). Die ungesättigten Fettsäuren fördern die Aufnahme der Nährstoffe im Nervenstoffwechsel.
- Streichen Sie Alkohol und Nikotin von Ihrer Einkaufsliste. Diese Genußgifte belasten das Nervensystem zusätzlich.
- Trinken Sie magnesiumhaltiges Mineralwasser. Magnesium ist für das Zusammenspiel von Nerven und Muskeln unentbehrlich. Es erhöht die Toleranzgrenze gegen Streß und Lärm, verbessert die Konzentration.
- Verzichten Sie in »unruhigen Zeiten« auf Bohnenkaffee oder schwarzen Tee. Die anregenden Inhaltsstoffe könnten Sie noch kribbeliger machen.
- Eine einfache »Nervenmassage«:
  Massieren Sie täglich den ganzen Körper von den Füßen an aufwärts bis zum Kopf mit einem Luffaschwamm oder einer weichen Bürste. Da 90 Prozent der vegetativen Nerven in der Haut enden, sind sie über die Haut zu erreichen.

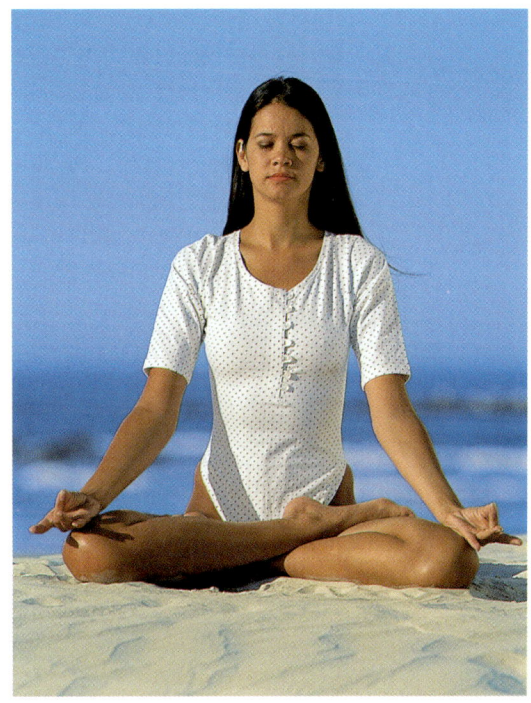

- Bei starkem Herzklopfen sind vorsichtige und milde Wasserbehandlungen wirksam. Sie sollten aber vorher mit dem Arzt besprochen werden. Ein kalter Armguß beispielsweise kann so nervöses Herzjagen stoppen.
- Stärkt das schwache Nervengerüst: Waschen Sie sich von den Füßen aufwärts bis zum Kopf mit kaltem Wasser ab oder begießen Sie Ihre Arme und Beine mit kaltem Wasser. Anfangs kommen auch wechselwarme Fuß- und Armbäder in Frage, später können Sie ganz auf kalte Teilbäder umsteigen (weitere Tips finden Sie im Buch »Wasser ist die beste Medizin«, Midena Verlag 1997).
- Ein nützlicher und bewährter Trick, die Nervosität zu bekämpfen, sind einfache Atemübungen: Holen Sie tief Luft und atmen Sie intensiv in den Bauch hinein, so daß er sich wölbt. Atmen Sie langsam wieder aus, während sich der Bauch senkt.
- Erlernen Sie die Techniken des Autogenen Trainings und Yoga. Damit können Sie bewußt in einen körperlich entspannten Zustand gelangen, bei dem Nervosität und Unbehagen ausgeschaltet sind.
- Versuchen Sie es mit dieser einfachen Entspannungstechnik: Setzen Sie sich mit leicht gespreizten Beinen bequem auf einen Stuhl, legen Sie die Arme locker auf die Oberschenkel und lassen Sie den Kopf vornüber sinken. Verharren Sie in dieser »Droschkenkutscherhaltung« eine Weile und atmen Sie dabei tief und gleichmäßig. Lassen Sie die Gedanken einfach vorbeiziehen.
- Bei Nervosität und Erschöpfungszuständen ist es, wie auch bei depressiven Verstimmungen und Ängsten, ganz besonders wichtig, daß Sie sich soviel wie möglich an frischer

Entspannungsübungen wie Autogenes Training oder Yoga versetzen Sie in einen Zustand, in dem Nervosität und Unruhe ausgeschaltet sind.

Luft bewegen. Machen Sie täglich einen flotten Spaziergang, eine Viertelstunde Gymnastik oder fahren Sie mit dem Rad. Auch schwimmen ist ein idealer Ausgleichssport, der dazu beiträgt, daß Sie bald » Nerven wie Drahtseile« bekommen. Doch übertreiben Sie es nicht. Halten Sie es ganz nach dem Motto von Pfarrer Kneipp: Untätigkeit schwächt, Übung stärkt, Überlastung schadet.

Warnsignale für übermäßigen Streß

Mit Streß bezeichnen Mediziner die körperlich-seelische Reaktion des Menschen auf eine schwierige Situation.

Psychische Symptome

Unruhe	(Psychogener) Schwindel
Reizbarkeit	Angst
Schnelle Erschöpfbarkeit	Spannung
Konzentrationsstörungen	Einschlafstörungen

Vegetative Symptome

Atemnot	Durchfälle
Beklemmungsgefühle in der Brust	Magendruck
Beschleunigter Herzschlag	Hitzewallungen und Kälteschauer
Schwitzen oder kaltfeuchte Hände	Schluckbeschwerden (Kloßgefühl im Hals)
Mundtrockenheit	Muskuläre Beschwerden wie Nackenverspannung
Benommenheit	Harnverhalten oder Harndrang
Schwindel	
Übelkeit	

Gehen Sie zum Arzt, wenn Sie eines oder mehrere dieser Symptome an sich feststellen.

Johanniskraut bei Schlafstörungen

Auf natürlichem Weg zum erholsamen Schlaf

Daß es mit dem geruhsamen Schlaf nicht immer so klappt, hat jeder schon mal erlebt. Man legt sich hundemüde ins Bett, aber anstatt einzuschlafen ist man plötzlich hellwach. Man wälzt sich hin und her, versucht es mit Schäfchen zählen, doch nichts hilft. Es dauert Stunden, bis man dann doch irgendwann eingeschlafen ist. Am nächsten Morgen fühlt man sich wie gerädert. Oder es fallen einem abends vor Erschöpfung die Augen zu, man schläft zwar sofort ein, wacht aber mitten in der Nacht oder viel zu früh auf und kann nicht wieder einschlafen.

Die unmittelbaren Folgen einer durchwachten Nacht sind bekannt: Man fühlt sich tagsüber abgeschlagen und erschöpft, ist gereizt, kann sich nur schlecht konzentrieren. Am schlimmsten ist es, wenn es ständig an Schlaf mangelt. Das kann das ganze Nervensystem in Mitleidenschaft ziehen und die Wahrnehmungsfähigkeit der Sinne mindern. Auch das Immunsystem kommt zu kurz. Es hat während des Schlafs nicht genügend Zeit, sich ausreichend zu regenerieren und genügend Abwehrkörper zu bilden. Daher sind Menschen, die unter Schlafstörungen leiden, auch anfälliger für Infektionskrankheiten. Dem Organismus fehlt einfach die Kraft, Viren und Bakterien abzuwehren.

Da schlechter Schlaf häufig durch seelisch-nervöse Störungen hervorgerufen wird, ist Johanniskraut mit seinen ausgleichenden und stimmungsaufhellenden Eigenschaften ein idealer Wegbereiter für gesunden und erholsamen Schlaf.

> Johanniskraut wirkt ausgleichend und hebt die Stimmung – ideale Voraussetzungen für einen erholsamen Schlaf.

Wann spricht man von Schlafstörung

Wenn Sie nur hin und wieder keinen Schlaf finden, ohne daß es Sie im Alltag beeinträchtigt, dann ist das im engen medizinischen Sinn noch keine Schlafstörung. Das ist erst der Fall, wenn Sie dreimal in der Woche nicht ein- und durchschlafen können und das einen Monat lang. Oder wenn es schon sechs Monate lang anhält, daß Sie mindestens zweimal in der Woche länger als eine halbe Stunde brauchen, um einzuschlafen, in der Nacht immer wieder oder zu früh aufwachen und danach nicht mehr einschlafen können.

Es kommt bei dieser Definition also nicht darauf an, wieviel Stunden Schlaf Sie tatsächlich hatten. Ausschlaggebend ist in erster Linie, wie Sie sich am nächsten Tag fühlen. Wenn Sie nach solch einer Nacht putzmunter und uneingeschränkt leistungsfähig sind, sich auch sonst rundum wohlfühlen, brauchen Sie der absoluten Schlafdauer keine allzugroße Bedeutung beizumessen.

Ältere Menschen brauchen weniger Schlaf

Das Schlafbedürfnis ist von Mensch zu Mensch verschieden. Dem einen reichen fünf Stunden Schlaf, andere benötigen zehn Stunden. Im allgemeinen schlafen Erwachsene zwischen sechs und neun Stunden. Schulkinder brauchen etwa acht bis zehn Stunden Schlaf (Neugeborene fast 18 Stunden).

Ältere Menschen benötigen in der Regel 5 bis 6 Stunden Schlaf.

Wichtig zu wissen ist, daß ab dem 50. Lebensjahr das Schlafbedürfnis abnimmt. Gerade ältere Menschen meinen oft, ein Schlafproblem zu haben, weil sie ihr gewohntes Ruhepensum nicht mehr erreichen. Doch ältere Menschen kommen mit fünf bis sechs Stunden Schlaf aus, ohne daß die Leistungsfähigkeit darunter leidet. Da im dritten Lebensabschnitt der Schlaf oberflächlicher wird, ist gelegentliches Aufwachen bei Nacht eine ganz natürliche Folge davon.

Jeder Dritte kommt nachts nicht zur Ruhe

Wer jedoch unter Schlafstörungen leidet, die sein Wohlbefinden und seine Vitalität nachhaltig beeinträchtigen, sollte unbedingt etwas für einen besseren Schlaf tun.

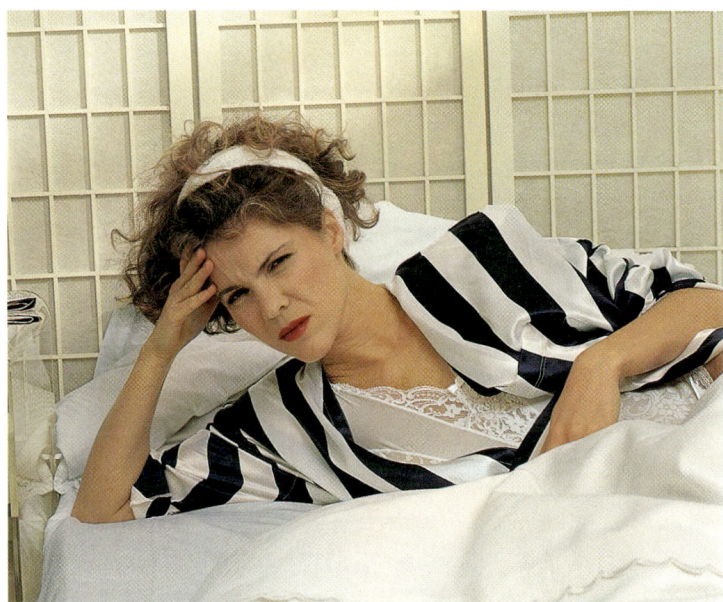

Jeder Dritte leidet unter Schlaf- störungen.

Umfragen zufolge leidet hierzulande jeder dritte Erwachsene zeitweise oder dauernd an einer Schlafstörung. Sie können entweder nicht einschlafen, nicht durchschlafen oder nicht ausschlafen. Warum das so ist, dafür haben die Schlafforscher viele Erklärungen. Sie reichen je nach Schlafmuster von falscher Lebensführung, Bewegungsmangel, Ernährungsfehlern, schlechter Schlafhygiene, nervöser Übererregbarkeit und Erschöpfung bis hin zu psychosozialem Streß. Auch organische Erkrankungen und bestimmte Medikamente können für den gestörten Schlaf verantwortlich sein. Doch weitaus häufiger ist der Grund in einer nervösen Fehlsteuerung des vegetativen Nervensystems (siehe Seite 104) zu suchen. Oftmals ist schlechter Schlaf Ausdruck einer depressiven Verstimmung. Manchmal ist der massiv gestörte Schlaf sogar das einzige Symptom einer Depression.

Typisches Schlafmuster bei depressiver Stimmung

Für Menschen, die unter einer depressiven Verstimmung oder einer »echten Depression« (siehe Seite 56) leiden, ist dieses Schlafmuster charakteristisch: Sie schlafen ungewöhnlich lange und werden nur schwer wach, oder sie wachen morgens sehr früh auf und können nicht wieder einschlafen. Ihr Schlaf ist unruhig und wenig erholsam.

Nach dem Aufwachen fühlen sich diese Menschen besonders niedergeschlagen, sie kommen erst im Laufe des Tages allmählich aus dem Stimmungstief. Messungen haben ergeben, daß Depressive eine kürzere Tiefschlafzeit haben als normal. Die Phase des leichten (REM-)Schlafes ist bei ihnen dagegen oft ungewöhnlich lang. Die REM-Schlafzeit (REM = »Rapid Eye Movement«, schnelle Augenbewegung) beansprucht beim Erwachsenen normalerweise 20 bis 25 Prozent der gesamten Schlafdauer.

Die tieferen Ursachen für diese Art von Schlafstörungen sind meist psychischer Natur. Sorgen, Kummer, Ängste, persönliche Krisen und ungelöste Konflikte in der Familie und am Arbeitsplatz oder andere belastende Situationen lassen die Betroffenen nachts nicht zur Ruhe kommen. Daß die ständige seelische Anspannung zu folgenreichen Funktionsstörungen des vegetativen Nervensystems führen kann, das haben Sie schon im vorigen Kapitel gelesen. Und daß umgekehrt nervöse Störungen den Schlaf erheblich beeinträchtigen können. Kennzeichnend für die nervös bedingten Schlafstörungen ist übrigens häufig eine starke Verspannung, vor allem des Rückens und des Brustkorbs.

Was uns den Schlaf rauben kann

- Psychosoziale Probleme, wie Störungen der zwischenmenschlichen Beziehungen, Konflikte am Arbeitsplatz, Partnerschaftskrisen, mangelnde soziale Anerkennung oder belastende Lebensumstände
- Depressive Verstimmungen und Depressionen
- Angstzustände
- Über- oder Fehlreaktion des vegetativen Nervensystems
- Problematische Wohn- und Schlafsituation:
  - Lärmbelästigung
  - Starker Lichteinfall
  - Schlechte Betten

Was uns den Schlaf rauben kann

- Ungesundes Raumklima (zu warm, zu trocken)
- Wohn- und Umweltgifte
- Elektromagnetische Felder (Elektrosmog)
- Atmosphärische Einflüsse (Wetterstreß)
- Geopathische Einflüsse (Erdstrahlen, Wasseradern)

■ Körperliche Beschwerden:
- Herz-Lungen-Erkrankungen (kardiales oder bronchiales Asthma)
- Schilddrüsenstörungen (Hyperthyreose)
- Durchblutungsstörungen (Arteriosklerose), kalte Hände und Füße
- Nächtlicher Blutdruckabfall oder Unterzuckerung
- Schmerzen
- Juckreiz
- Schnarchen
- Schlafapnoe (Atemstörung während des Schlafs)
- Fieberhafte Erkrankungen
- Prostatabeschwerden
- Madenwürmer (machen sich hauptsächlich nachts bei Kindern mit Jucken am Po bemerkbar)
- Hirnleistungsstörungen (Demenz-Erkrankungen wie Alzheimer)
- Suchterkrankungen (vor allem Alkohol und Drogen)
- Biorhythmusstörungen durch Schichtarbeit

■ Medikamente:
- Koffeinhaltige Schmerz- und Grippemittel
- Husten- und Schnupfenmittel, die Ephedrin, Theophyllin oder verwandte Stoffe enthalten
- Blutdrucksenker (Antihypertensiva)
- Asthmasprays
- Schlafmittel (nach dem Absetzen; manche Schlafmittel können bereits während der Einnahmephase eine paradoxe Reaktionen hervorrufen: Regelmäßig in gleicher Dosierung genommen wirken sie nur begrenzte Zeit schlaffördernd, nach einigen Wochen aber hemmen Sie den Schlaf.)
- Antidepressiva
- Antiepileptika
- Digitalis-Präparate
- Aufputschmittel (Stimulanzien)

> ### Was uns den Schlaf rauben kann
>
> - Getränke:
>   - Alkohol (Der beruhigende und dämpfende Effekt hält nur begrenzt an, nach wenigen Stunden setzen »Entzugserscheinungen« ein, die den Schläfer wecken.)
>   - Anregende Getränke wie Kaffee, Tee oder Cola
> - Außerdem:
>   - Unruhige Beine
>   - Schlafwandeln und Mondsüchtigkeit
>   - Bettnässen (bei Kindern durch einen organischen Fehler oder seelisch bedingt)

Vorsicht: Schlafmittel!

Im Vergleich zu den organisch bedingten Schlafstörungen, bei denen das zugrundeliegende Leiden ärztlich behandelt werden muß, können Sie gegen nervöse Schlafstörungen, vor allem wenn sie mit psychischen Problemen einhergehen, selbst etwas Grundlegendes tun. Damit ist allerdings nicht der regelmäßige Griff zur Schlaftablette gemeint. Wenn schnelle Hilfe nötig ist, kann ein rasch wirkendes Schlafmittel durchaus angebracht sein. In Krisensituationen zum Beispiel, bei Herzschwäche mit Atemnot, nach Operationen, bei extremen seelischen Belastungen im Beruf oder der Familie. Schlafmittel aus der Gruppe der Benzodiazepine sind solche schnellen Helfer, die allerdings auch bei allgemeinen Schlafstörungen häufig verschrieben werden. Von den »Benzos« weiß man, daß sie den Tiefschlaf verändern, von den anderen Schlafmitteln, daß sie den Traumschlaf vermindern. Man weiß aber noch nicht, welche gesundheitlichen Folgen das langfristig haben kann. Unangenehme Begleiterscheinungen können sich übrigens schon am nächsten Tag einstellen. Chemische Schlafmittel (Barbiturate zum Beispiel) betäuben die Schaltstellen im Zentralen Nervensystem (ZNS). Die Wirkung ist Stunden später noch nicht ganz verklungen. Die Folge dieses »Hang-over-Effekt« ist Benommenheit, die Konzentrations- und Reaktionsfähigkeit stumpft ab. Handzittern,

Chemische Schlafmittel sind höchstens als schnelle Hilfe in Krisensituationen geeignet.

Gedächtnisschwäche und sogar Persönlichkeitsveränderungen sind bekannte Folgen von langdauernder Schlafmitteleinnahme.

Beachten Sie

Bei allen Schlafmitteln besteht die Gefahr der Gewöhnung, bisweilen sogar der Sucht. Nach Absetzen der Mittel treten regelrechte Entzugserscheinungen auf. Eine dieser Erscheinungen ist massive Schlaflosigkeit! Das ist auch der Grund, weshalb nach längerer Einnahme nur ganz allmählich die Dosis reduziert werden soll.

Johanniskraut fördert den natürlichen Schlaf-Wach-Rhythmus

Johanniskraut ist bei nervös bedingten Schlafstörungen gerade auf lange Sicht die bessere Alternative. Denn die Vorzüge von *Hypericum perforatum* liegen genau da, wo herkömmliche Schlafmittel ihre Schwächen haben: Johanniskraut bringt das natürliche Schlafmuster nicht durcheinander. Traumphasen und Tiefschlafphasen werden durch die Wirkstoffe von Hypericum weder verkürzt noch gedämpft. Das natürliche Schlafmuster bleibt erhalten. Die Aktivität am Tage ist auch nach längerer Einnahme von Johanniskrautzubereitungen nicht eingeschränkt. Das ist ein ganz besonderes wichtiger Punkt. Denn wer nachts schlecht schläft, ist tagsüber ohnehin nicht hellwach. Doch Johanniskraut wirkt sich weder auf die Fahrtüchtigkeit noch auf die Aufmerksamkeit nachteilig aus.

Johanniskraut ist ein ideales Schlafmittel, weil es das natürliche Schlafmuster nicht verändert.

Bei dieser natürlichen Droge setzt die biologische Wirkung allerdings nicht von heute auf morgen ein. Abwarten und (Johanniskraut-)Tee trinken gilt hier im übertragenen Sinn. Denn Johanniskraut ist keine chemische Keule, die quasi über Nacht mit einem Schlag den Schlafproblemen eins überzieht. Bei Hypericum entfalten sich, wie bei allen anderen Naturheilmitteln auch, die Wirkstoffe allmählich.

Anwenderstudien haben gezeigt, daß sich die Schlafstörungen nach sechs Wochen deutlich gebessert hatten.

Man nimmt an, daß der Einfluß von Hypericum auf die Serotonin-Melatonin-Produktion für die schlaffördernden Effekte mitverantwortlich ist. Da der Wirkmechanismus in jüngster Zeit von den Wissenschaftlern in vieler Hinsicht in Frage gestellt wird, bleibt offen, auf welche Weise Johanniskraut den natürlichen Schlaf-Wach-Rhythmus wiederherstellt.

Eines aber ist wohl unumstritten: Johanniskraut ist kein Schlafmittel im herkömmlichen Sinn, sondern eine »Einschlafhilfe« (wie Baldrian übrigens auch). Indem es als pflanzliches Antidepressivum dazu beiträgt, Ängste, nervöse Unruhe und Verspannungen abzubauen, macht es praktisch den Weg frei zu einem ruhigen und erholsamen Schlaf.

Die besten Johanniskrautrezepte für einen gesunden Schlaf

Tip

Sie können *Hypericum perforatum* als Tee, Frischpflanzensaft, Tinktur oder Pulver einnehmen, ebenso in Form von Tabletten, Dragees oder (ölhaltigen) Kapseln. Reines Johanniskrautöl ist äußerlich gut anzuwenden (manche Naturheilkundler empfehlen, täglich ein bis zwei Teelöffel von dem roten Öl einzunehmen.)

Ganz gleich, für welche Form Sie sich entscheiden, wichtig ist: Johanniskraut muß täglich über einen längeren Zeitraum eingenommen werden. Solange Sie unter Schlafstörungen leiden, sollten Sie die Pflanzenextrakte nicht unmittelbar vor dem Zubettgehen einnehmen. Sonst könnten Sie die aktivierenden und stimmungsaufhellenden Komponenten des Krauts womöglich eine Weile wachhalten. Ideal ist, wenn Sie vier bis fünf Stunden vor der Schlafenszeit die letzte Dosis Ihrer Johanniskrautarznei einnehmen.

— Trinken Sie kurmäßig mindestens sechs Wochen lang morgens und am späten Nachmittag oder frühen Abend je ein bis zwei Tassen frisch aufgebrühten Johanniskrauttee in kleinen Schlucken.

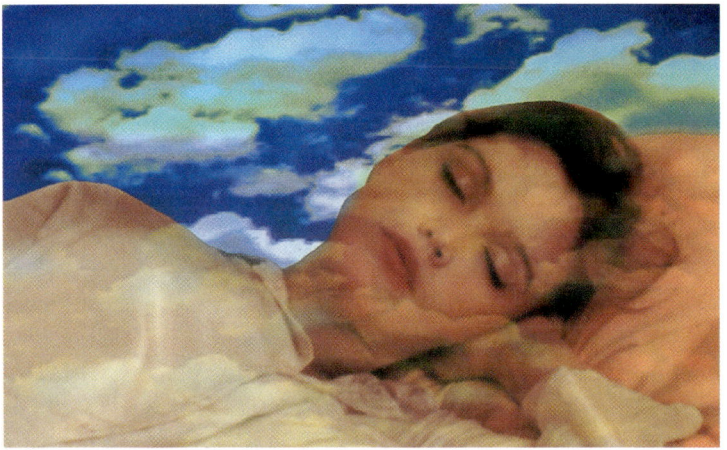

Wenden Sie die jeweilige Johanniskrautzubereitung täglich über einen längeren Zeitraum an, dann werden Sie bald ruhig und tief schlafen.

- Nehmen Sie zwei- bis dreimal täglich 20 bis 30 Tropfen Johanniskrauttinktur mit etwas Flüssigkeit vor dem Essen ein.
- Nehmen Sie zwei- bis dreimal täglich vom Preßsaft aus frischem Johanniskraut (Apotheke) einen Eßlöffel voll (zusammen mit etwas Obst- oder Gemüsesaft) nach den Mahlzeiten ein.
- Vom Johanniskrautpulver aus dem ganzen Kraut können Sie drei- bis viermal täglich jeweils eine Menge von 300 Milligramm (als Dragee z.B.) vor dem Essen einnehmen.
- Schlucken Sie Johanniskrautextrakte in Form von Dragees oder Kapseln unzerkaut mit etwas Flüssigkeit vor den Mahlzeiten. Am besten morgens und vier bis fünf Stunden vor dem Zubettgehen. Tagesdosis bei leichten Schlafstörungen etwa 400 bis 600 Milligramm, ansonsten bis zu 900 Milligramm und mehr Gesamtextrakt am Tag.

Tip

Bewährt haben sich fertige Kombinationen von Johanniskraut mit (hochdosiertem) Baldrian oder mit Melisse. Beide Pflanzen helfen, den späten Wirkeintritt von Johanniskraut zu überbrücken.

Für eine gute Nachtruhe sorgen auch Tees oder Fertigpräparate aus Hopfen, Passionsblume, Lavendel, Lindenblüten und Salbeiblätter zusätzlich zum Johanniskraut.

Was Sie sonst noch tun können

- Unterstützen Sie den natürlichen Schlaf-Wach-Rhythmus durch eine geregelte Lebensweise: Machen Sie die Nacht nicht zum Tage, sondern gehen Sie zu einer vernünftigen Zeit zu Bett. Arbeiten Sie nur tagsüber.

- Stellen Sie Ihre innere Uhr auf Ihren persönlichen Rhythmus von Entspannung und Spannung ein, indem Sie immer zur gleichen Zeit aufstehen.

- Versuchen Sie nicht, verlorene Schlafzeit durch längeres Liegenbleiben auszugleichen. Das führt womöglich dazu, daß Ihnen abends das Einschlafen schwer fällt.

- Schlafen Sie in einem abgedunkelten Raum; das regt die Ausschüttung des Schlafhormons Melatonin an, das nur bei Dunkelheit ausreichend produziert wird.

- Achten Sie auf die ideale Klimatisierung Ihres Schlafraums. Die Temperatur sollte zwischen 16 und 18 °C liegen, die Luftfeuchtigkeit mindestens 50 Prozent betragen.

- Lassen Sie im Schlafraum keinen Elektrosmog entstehen. Elektrische Felder bauen sich um Stromkabel, Steckdosen und elektrische Gerät auf – auch dann, wenn gerade kein Strom entnommen wird! Die Strahlen schwacher Feldstärke könnten den körpereigenen Strömungen und Signalen so dazwischenfunken, daß davon auch die Melatonin-Produktion der Zirbeldrüse beeinflußt wird.

- Wenn Sie bei unveränderten Lebensgewohnheiten auf einem neuen Schlafplatz nicht zur Ruhe kommen, könnten ebenso (physikalisch nicht meßbare) geopathische Einflüsse von unterirdischen Wasseradern oder Erdstrahlen heimliche Schlafräuber sein. In solch einem Fall probeweise das Bett an einen anderen Platz stellen.

- Auch das Mondlicht kann bei sensiblen Menschen den Schlaf-Wach-Rhythmus verändern.

- Strecken Sie sich einige Male, gähnen Sie ausgiebig, bevor Sie sich ins Bett legen. Das entspannt den Körper und bereitet ihn auf den Schlaf vor.

- Versuchen Sie es mit Tiefenentspannung: Legen Sie sich mit geschlossenen Augen auf den Rücken, geben Sie jedem Teil den Körpers den Befehl, zu entspannen. Beginnen Sie mit den Zehen. Atmen Sie dabei langsam und tief.

- Schließen Sie im Bett die Augen und versuchen Sie, Ihre Gedanken auf etwas Angenehmes und Friedliches zu lenken, damit sich ärgerliche und belastende Gedanken erst gar nicht einschleichen können.
- Beruhigen Sie sich mit einfachen, positiven Suggestionsformeln, indem Sie sich sagen: »Ich bin ganz ruhig und schlafe tief und fest.«
- Versuchen Sie aber nicht krampfhaft, Schlaf zu finden. Je intensiver Sie sich darauf konzentrieren einzuschlafen, um so mehr Botenstoffe und Streßhormone schüttet das Gehirn aus. Sie geraten so in eine innere Anspannung, die Ihnen gerade den Schlaf raubt.
- Versuchen sie auch nicht, unbedingt acht Stunden Schlaf zu bekommen. Ein Schlaf von fünf Stunden Dauer kann ebenso ausreichend sein.
- Wenn Schlafstörungen lange anhalten, hilft es oftmals, mit einem Schlaftagebuch den störenden Ursachen auf den Grund zu gehen. Tragen Sie in dieses Tagebuch die Einschlafzeiten ein, die Essenszeiten und Getränke, Medikamente, Arbeiten des Tages, die eigene Stimmungslage, das körperliche Befinden und nicht zuletzt, welche Gedanken sie wach gehalten haben.
- Konsumieren Sie ab nachmittags nichts, was Sie »aufputschen« könnte. Bohnenkaffee, grüner oder schwarzer Tee, Cola-Getränke und sogar Schokolade enthalten Koffein, das Ihnen den Schlaf rauben könnte. Auch Nikotin hat eine anregende Wirkung.
- Stopfen Sie vor dem Zubettgehen nicht zuviel in sich hinein. Am besten, Sie nehmen etwa zwei bis vier Stunden vor dem Einschlafen die letzte größere Mahlzeit ein. Dann hat der Körper genug Zeit, den größten Teil der Nahrung zu verdauen. Gehen Sie aber nicht hungrig zu Bett. Ein süßes »Betthupferl« sorgt dafür, daß der Blutzuckerspiegel in der Nacht nicht zu stark abfällt.
- Bevorzugen Sie abends kohlenhydratreiche Kost. Mit Kartoffeln, Naturreis, Nudeln, Brot und Gemüse bekommt der Körper genügend Rohstoffe, um im Gehirn Serotonin zu produzieren, aus dem die Zirbeldrüse das Schlafhormon Melatonin herstellt.

- Unterstützen Sie Ihr körpereigenes Abwehrsystem durch frische Kost mit reichlich Vitaminen und Mineralien.
- Trinken Sie »geistige Getränke« nur in Maßen. Alkohol verändert das Schlafprofil. Er unterdrückt die REM-Schlafphase, in der die seelischen Eindrücke verarbeitet werden.
- Wickeln Sie vor dem Zubettgehen die Füße mit feuchtkalten Tüchern ein oder ziehen Sie nasse Wollsocken an und legen Sie sich damit ins Bett.
- Bürsten sie Arme und Beine kreisförmig in Richtung zum Herzen hin.
- Nehmen Sie ein etwa 10- bis 20minütiges lauwarmes Vollbad. Die Schlafqualität läßt sich durch passives Aufwärmen nachweislich verbessern.
- Falls Sie mit Ihrer Johanniskrautkur noch am Anfang stehen, sollten Sie das Bad mit schlaffördernden Zusätzen von Baldrian, Lavendel, Melisse ergänzen.
- Wenn Sie häufig mit kalten Füßen im Bett liegen, sorgt ein Fußbad mit ansteigender Wassertemperatur für eine verbesserte Durchblutung.
- Um besseren Schlaf zu finden, eignen sich die bereits genannten Bewegungsübungen, mit denen Sie auch gegen depressive Verstimmung, Ängste, Unruhe und Nervosität angehen können. Bei chronischen Schlafstörungen hilft praktisch alles, was den Kreislauf ordentlich in Schwung bringt: vom strammen Abendspaziergang über Gymnastik bis hin zu Schwimmen und Radfahren.
- Mit einfache Lockerungsübungen, bei denen Sie immer wieder mal Arme und Beine ausschlenkern, fördern Sie die körperliche Entspannung. Überhaupt: Räkeln und strecken Sie sich, so oft Sie Gelegenheit dazu haben.

Beachten Sie

Schlafstörungen können ein Symptom von sehr vielen Erkrankungen sein. Deshalb muß immer auch ärztlich geklärt werden, ob eine organische Ursache vorliegt.

Johanniskraut in der Volksheilkunde

Innerlich und äußerlich zur Selbstbehandlung geeignet

Neben der Verwendung als pflanzliches Psychopharmakon werden die antibakteriellen und entzündungswidrigen Eigenschaften von *Hypericum perforatum* in der modernen Medizin äußerlich zur Nachbehandlung von stumpfen Wunden und Verletzungen genutzt. Darüber hinaus gibt es viele andere gesundheitliche Beschwerden und Befindlichkeitsstörungen, die traditionell mit Johanniskraut behandelt werden.

Hier ist eine kleine Auswahl der Indikationen, die aus heutiger Sicht für eine Selbstbehandlung (in Absprache mit dem Arzt) geeignet sind. Je nachdem, auf welche Weise Sie Johanniskraut verwenden, kommen dafür alle auf den Seiten 33ff.) beschriebenen Rezepturen in Betracht, also Teeaufgüsse, Tinkturen, Pulver und Öl, sowie die Johanniskrautzubereitungen, die Sie fix und fertig kaufen können: Fertigtees, alkoholische Flüssigextrakte, Frischpflanzen-Preßsäfte, Dragees, Öl und Kapseln.

Bitte bedenken Sie aber, daß Johanniskraut kein Erste-Hilfe-Mittel ist, sondern erst nach und nach seine Wirkung entfaltet. In vielen Fällen ist daher eine vorbeugende und/oder kurmäßige Anwendung erforderlich.

Allgemeine Abwehrschwäche (Infektanfälligkeit)

Alle Anwendungen; außerdem Brust und Rücken mit Johanniskrautöl einreiben. Warmes Vollbad mit Zusatz von Johanniskrautöl oder kräftigem Aufguß.

Appetitlosigkeit
Alle Anwendungen.

Asthma
Alle inneren Anwendungen; außerdem Einreibungen mit Johanniskrautöl, feuchte Brustwickel mit Zusatz von Johanniskrauttee oder -tinktur.

Bettnässen
Alle inneren Anwendungen (mit Ausnahme der alkoholhaltigen Johanniskrauttinktur).

Blasenschwäche
Alle inneren Anwendungen.

Blutergüsse
Äußere Anwendungen: Johanniskrautöl leicht einmassieren, feuchte Auflagen mit Zusatz von Johanniskrauttee, -tinktur, -saft oder mit Wasser angerührtem Johanniskrautpulver.

Brandwunden
Äußere Anwendungen (nicht bei offenen Wunden): feuchte Verbände mit Zusatz von Johanniskrautöl. Zum Kühlen feuchte Auflagen mit Johanniskrauttee oder -saft.

Bronchitis
Alle inneren Anwendungen; außerdem heißen Teeaufguß inhalieren, feuchte Brustwickel mit Zusatz von Johanniskrauttee oder -tinktur, warmes Johanniskrautöl auf Brustkorb und Rücken leicht einmassieren.

Durchfall
Innere Anwendung: Johanniskrauttee in Kombination mit Pfefferminze oder Kamille.

Fieber
Innere Anwendung: Johanniskrauttee trinken. Äußerlich: feuchte Wadenwickel mit Johanniskrauttee.

Gürtelrose

Alle inneren Anwendungen; zusätzlich Johanniskrautöl auf die schmerzenden Körperpartien auftragen.

Halsschmerzen

Äußere Anwendung: Umschläge mit Johanniskrauttee.

Hautunreinheiten (Akne, Pickel)

Äußere Anwendung: Haut mit Johanniskrautöl betupfen, Kopfdampfbad mit heißem Johanniskrauttee.

Herzschwäche, Herzbeschwerden (ohne organische Ursache)

Alle inneren Anwendungen; außerdem Johanniskrauttee in Kombination mit Weißdorn. Äußerlich: Die Herzregion mit Johanniskrautöl leicht massieren.

Hexenschuß

Äußere Anwendung: Rücken mit Johanniskrautöl einreiben, warme Auflagen mit Johanniskrauttee oder -öl.

Husten

Alle innere Anwendungen; außerdem Brust und Rücken mit Johanniskrautöl einreiben, feuchte Brustumschläge mit Johanniskrauttee.

Ischias

Äußere Anwendung: Schmerzende Region mit Johanniskrautöl einreiben, warme Auflagen mit Johanniskrauttee oder -öl.

Konzentrationsschwäche

Alle inneren und äußeren Anwendungen.

Kopfschmerzen

Innere Anwendung: Johanniskrauttee in Kombination mit Pfefferminztee.

Kreislaufstörungen

Alle Anwendungen.

Lippenbläschen (Herpes labialis)

Äußere Anwendung: befallene Stelle mit Johanniskrauttinktur betupfen.

Magenschleimhautentzündung (Gastritis)

Alle Anwendungen außer Johanniskrauttinktur.

Menstruationskrämpfe

Alle Anwendungen.

Muskel- und Nervenschmerzen

Alle inneren Anwendungen; außerdem schmerzende Körperregion mit Johanniskrautöl einreiben, feuchte Umschläge mit Johanniskrauttee.

Rückenschmerzen

Alle inneren Anwendungen; außerdem heißes Bad mit Zusatz von Johanniskrautextrakten, feuchte Auflagen mit Johanniskrauttee oder -öl.

Schmerzen (chronische)

Alle Anwendungen.

Sonnenbrand

Äußere Anwendung: Schmerzende Hautpartien mit Johanniskrautöl bestreichen oder mit ölgetränkten Tüchern bedecken.

Krampfadern

Feuchte Umschläge mit Zusatz von Johanniskrauttinktur auflegen.

Verbrennungen ersten Grades

Äußere Anwendung (wie bei Sonnenbrand): Schmerzende Hautpartien mit Johanniskrautöl bestreichen oder mit ölgetränkten Tüchern bedecken.

Verletzungen
Schmerzende Körperregion mit Johanniskrautöl einreiben, feuchte Umschläge mit Johanniskrauttee.

Wechseljahresbeschwerden
Alle Anwendungen (siehe Seite 89, 87).

Wetterfühligkeit
Alle Anwendungen (siehe Seite 84, 85).

Zahnfleischbluten
Mundspülungen mit Johanniskrauttee, -tinktur oder -öl.

Zerrungen
Alle inneren Anwendungen; außerdem schmerzendes Körperteil mit Johanniskrautöl einreiben, feuchte Umschläge mit Johanniskrauttee oder -tinktur.

Sachregister